桑迪普·乔哈尔前作

《执业医生》
《实习医生》

图书在版编目（CIP）数据

心脏简史 /（美）桑迪普·乔哈尔著；黄维佳，金
培峰译. -- 北京：北京联合出版公司，2022.10
ISBN 978-7-5596-3993-6

Ⅰ.①心… Ⅱ.①桑… ②黄… Ⅲ.①心脏—普及读
物 Ⅳ.①R322.1-49

中国版本图书馆CIP数据核字（2020）第033686号

心脏简史

[美] 桑迪普·乔哈尔（Sandeep Jauhar） 著

黄维佳　金培峰　译

出　品　人：赵红仕
出版监制：刘　凯　赵鑫玮
选题策划：联合低音
特约编辑：杨　静
责任编辑：王　巍
封面设计：奇文云海
内文排版：聯合書莊

关注联合低音

北京联合出版公司出版
（北京市西城区德外大街83号楼9层　100088）
北京联合天畅文化传播公司发行
北京美图印务有限公司印刷　新华书店经销
字数188千字　710毫米×1000毫米　1/16　15.75印张
2022年10月第1版　2022年10月第1次印刷
ISBN 978-7-5596-3993-6
定价：78.00元

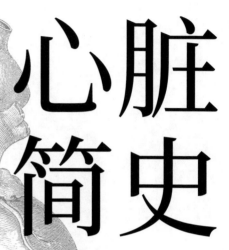

心脏简史

HEART
A
HISTORY

SANDEEP JAUHAR

［美］桑迪普·乔哈尔＿＿＿＿＿＿ 著

黄维佳　金培峰　译

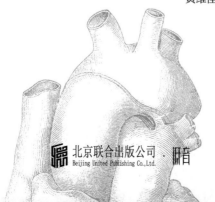

北京联合出版公司
Beijing United Publishing Co.,Ltd.　· 阳音

献给皮娅，我的小小心脏

它燧引周天原初的火花，

光溢以生，

启蒙信条并使五感平衡；

它汇流脏腑气海，

它是——万物、君主、统帅，

一切创世者的核。

——博纳德·希尔法斯特
12 世纪诗人与哲学家

Contents

———

目　录

推荐序 1：跳动三十亿次的生命之旅　　　　001

推荐序 2：医师的心灵史　　　　005

引言：CT 扫描　来自阴影中死神的一瞥　　　　007

简介：生命引擎　没有必要为心肌梗死感到抱歉　　　　011

Part 1

心之隐喻　　　　**019**

Chapter 1　纤小的心　你的心脏太小了！　　　　021

Chapter 2　初次搏动　我们因它而生　　　　035

Part 2

心之脏器　　　　**051**

Chapter 3　离合器　打开这颗跳动的心！　　　　053

Chapter 4　发电机　昙花一现的交叉循环　　　　069

Chapter 5　泵　人工心肺机的发明　　085

Chapter 6　核　X线探路冠状动脉　　097

Chapter 7　紧绷的弦　哪些人容易患上心脏病?　　109

Chapter 8　管道　心脏介入领域的开创　　125

Chapter 9　线圈　起搏器时代来临　　139

Chapter 10　电机　除颤仪的发明与应用　　155

Chapter 11　更替　你能给他一颗新的心脏吗?　　173

Part 3

心之谜题　　189

Chapter 12　脆弱的心　9·11双子塔之殇　　191

Chapter 13　慈母之心　致永恒的你　　207

Chapter 14　为了跳动　试着每天发现快乐　　217

延伸阅读　　229

致　谢　　239

媒体评价　　242

————

推荐序 1：跳动三十亿次的生命之旅

心脏这个器官，终其一生都在跳动。从胚胎发育的第一次跳动，到最终停止工作，总共会跳动大约三十亿次。在这期间，它从未停下来休息，因为只要一懈怠，生命之旅或许就会被意外中止。来自《心脏简史》的这些故事，采用作者个人经历与人文历史的双线叙事结构，将震撼人心的心脏之歌与平实易懂的医学科普融汇在一起，给读者带来了一段美妙的阅读体验。

如书中所说，在许多族裔的文化中，心脏都被视作生命的源泉，主导身体及精神活动，并赋予个人忠诚、勇气和胆魄等美好的品格。中国古代医学哲学中也有不少类似的观点，中医典籍《黄帝内经·素问》中便记载："心者，君主之官也，神明出焉"。即"心主神明"，人的生命活动和思维意识都由心这个中枢来主宰。战国时，孟子也认为"心之官则思"。即心的作用是思考。到了明代，医药学家李时珍在《本草纲目》中提出"脑为元神之府"，时值西学东渐，脑是思维和情感的器官这一理论也逐渐发展起来，但在大儒王阳明的"心学"中，"心外无物，心外无理"，"心"一字，仍然是用来指代个体中最重要、最独一无二的那个概念。这些观念的含义和发展历史与本书《心脏简史》描述的古埃及、希腊等文明里"心"的概念有着异曲同工之妙，生物学的心脏是"无与伦比的造物"（列奥纳多·达芬奇），意象和隐喻的心脏映射出的则是一曲悠长的文明史诗。

自人类诞生于地球开始，医学便随文明进化发展起来，最早的医者通过实践和经验总结出了一些药物治疗方法，还有一些疾病则不得不通过"动手"才能治愈，这时外科学就应运而生。从简单的包扎止血到复杂的器官手术，随着解剖学知识的完善和科学技术的进步，麻醉无菌操作的出现，医者中最勇于创新也最敢于牺牲的那一群人，在荆棘丛生的道路上不断前行，终于攻破心脏手术的禁区，在这个跳动的器官上书写历史。《心脏简史》撷取了这些令人动容的画面，将细节串联成一个个精彩故事，非常值得一读！

作为推荐序，也需简单介绍一下作者本人。桑迪普·乔哈尔是一名心脏内科医生，任职于纽约长岛医院，身兼畅销书作家和报刊撰稿人的角色。他同时活跃在医疗界和文艺界，自 2009 年开始陆续出版了三本叙事医学著作，讲述了自己从住院医生到专科医生的成长历程，由初出茅庐的手足无措，经过多番磨练终于独当一面，却又面临新的困境——美国医疗制度与医患利益之间的不平衡。乔哈尔擅长叙事，观点独到犀利，笔触精巧细腻，作品收获了读者与业界的多方好评。当他年届四十五岁，被诊断出动脉狭窄和斑块后，又以患者的身份回忆了从童年起便印象深刻的对于心脏疾病的困惑与恐惧，于是再度拾笔，带着读者共溯历史长河，并分享了自己和家族的经历。他以医生和患者的双重身份，令来自不同群体的读者都能对书中内容产生共鸣。

现今乔哈尔的这本最新作品由北京联合出版公司慧眼引进，作为心脏内科同行，我十分欣喜。这本书不仅有益，也有趣。不论是已经踏上行医之路的医生，对心脏着迷的医学生，想了解心脏结构的病友，还是对医疗科技史感兴趣的朋友，都能在这些精彩的故事里找到乐趣和答案。

心脏为跳动而生，就像医生为患者而生。书籍，自然是为读者而生，我向大家郑重推荐这本书，欢迎阅读！

王建安

浙江大学医学院附属第二医院心脏中心　主任
浙江大学心血管病研究所　所长

推荐序 2：医师的心灵史

非常高兴接受邀请给《心脏简史》中文版作序。

俯首打开清稿，对我而言，这是一段非常美好的阅读体验，我仿佛在听一名来自印度的二代移民在我耳边把他对心脏的理解娓娓道来。乔哈尔医师是一名心内科医师，同时是一名活跃的专栏作家。这是他所撰写的第三本畅销书，前面二本分别是《实习医生》和《执业医生》。如果前面二本是对医师职业属性和对美国医疗体系的思考，那么这本书就是乔哈尔医师自己的心灵史。他把自己每天面对的"心脏"从具体疾病中抽离了出来。他笔下的"心脏"犹如一个精灵。这个精灵，时而披着纱丽，伴随着他的家庭变迁，见证他的爱恨情仇；时而犹如梵神，冷眼旁观着人类如何从虔诚的膜拜到清醒的正视；时而又化为巨手推动着心血管病学摧枯拉朽、高歌凯进或者摆弄着它颠沛流离、寂寥内卷。掩卷长思，作者弹奏起的心灵之歌，在我这名心脏外科医师的心中也久久不能平息。在平素的临床中，我们接诊了不少呱呱落地就全程救护车来到医院，接受急诊心脏外科手术的新生儿，也接诊了因为耽误病情而不幸离世的主动脉夹层破裂或急性心肌梗死的成年病人。一喜一悲，我们见证了现代心血管病学提供的强大医学保障，也见证了时代所限下心血管病学的无助和无奈。

在我写下这个简短序言的时候，全国的高考已经结束，很多医学院都在线上宣讲，不约而同地打出了"要想学医就来某某医学院"的宣传口号。这些口号虽略显俗气，却朗朗上口。但医学的真正魅力是内敛的、沉静的，还带有那么点悲悯和惆怅。这本小书就是医学魅力的一缕折射。这本书，正好可以推荐给广大读者，其中也包括那些即将步入医学院大门的学生们，那些即将面临专业选择的规培生们，或者像我这样试图从另外一个角度去了解自己职业的心血管病的执业者们。当读完这本书，我想，第一件要做的事，就是安安静静地感受下自己的"怦然心动"。然后说：谢谢你，我的心，我会用心去做的，去爱自己的家人，去帮助自己的患者。我想，这就是作者的初衷。

张浩　主任医师

国家儿童医学中心　上海交通大学医学院附属上海儿童医学中心　院长
上海市小儿先天性心脏病研究所　所长

——

引言：CT 扫描

来自阴影中死神的一瞥

　　喘不上气来了，脚步沉重。4 楼办公室还没到，我便不得不停下来，缓一缓。午夜时分，时常有什么黏滞的东西盘桓在我的咽嗓部位，浑浊了气息，伴着一阵接一阵的剧咳。和其他第一时间参与了"9·11"事件救援的医生一样，我十分自豪，但我们中的许多人自双子楼回来后，就一直被呼吸道问题所困扰着。我的朋友塞斯——一位呼吸疾病专科医师为我进行了检查。于是我坐进玻璃体描箱，对着塑料管吹了长长重重的一口气——结果显示，肺通气和容量都没有问题。塞斯由此诊断我是胃－食管反流引起的慢性咳嗽，这种情况很常见，只需每日服用抑酸剂以减少胃酸分泌即可。我不放心，又让他为我预约了胸部 CT，我的症状如此严重，应该不止他诊断的那么轻描淡写吧？事实上，我担心自己的双肺长久以来吸饱了市区的烟尘雾霾，已然危在旦夕了。

　　不过，正如塞斯料想的一样，胸部 CT 显示肺脏并没有问题。但我注意到了另一项令人惊异的发现：冠状动脉钙化灶。这是冠状动脉粥样硬化的表现，可使动脉变得僵硬。多年来，这个"钙化"曾无数次地出现在我主管的老年病人的冠脉 CT 报告上，而我从未以此为意。可是现在，45 岁的我打算进一步了解下情况。钙化的程度如何？究竟在哪个部位？然而放射科医生告诉我，单凭这样的 CT 扫描，他也说不准。

我打开电脑上的佛莱明翰风险评估表（一种用来估测 10 年内突发心血管事件概率的工具），依次输入了自己的身高、体重、血压、胆固醇水平以及否认吸烟和糖尿病史，然后按回车。嗯，2% 的心肌梗死可能，7% 的所有心血管事件（包括心绞痛和中风）的可能性，确实很低。不过，我是印度裔移民且有着不容忽视的心脏病家族史这一点，佛莱明翰并没有问起，这就使得它很有可能低估了我真正的患病风险。

我的哥哥拉杰建议我做下心功能平板运动试验，和我一样，他也是一位心脏专科医师。但平板试验只能测出那些冠状动脉阻塞超过 70% 的情况，而我确定自己还没有糟糕到那种程度，周末打网球时，我从未感到任何不适症状。因此我选择了非侵袭性的冠脉 CT 造影，看看我的冠状动脉到底发生了什么。回忆起来，每个父亲节都曾有类似这样的温馨提示出现在我的邮箱："健康，是给爸爸最好的爱，冠脉造影检查帮助爸爸远离威胁。"原来，我已经是这样一位需要被特别关爱的"老爸爸"了吗？难以想象啊！我联络了部门专做心脏放射检查的乔斯特医生。"我也认为你有问题的概率很低，不过为了内心的平静，你还是做一个吧。"她这么说。

于是 6 月的一个早晨，我去做了冠脉造影。当我躺在 C 型臂扫描仪外面等待时，技术员先是在我的手背动脉上注射了 β–受体阻滞剂，并让我舌下含服了一片硝酸甘油。前者减慢心率以使图像降噪，后者可以扩张胸部的动脉，达到显影更佳的目的。这样一来，任何超过一毫米大小的斑块都将被显示得一清二楚，哪怕它们是在一颗以每秒 20 厘米速率跳动的如葡萄柚般大小的心脏上。几张初始图像之后，护士又为我注射了 X 线阻射剂。"这会让全身发热。"她看着我说。确实，我脸红了。整个过程不到一分钟。

乔斯特医生读完片，把我喊进了阅片室。大型液晶屏上，白色斑块交杂着灰色的图像噪点，3 根冠状血管如花冠般缠绕着我的心脏：给心脏提供主要血液供应的冠状动脉开口处有 30%—50% 的狭窄，中段狭窄 50%，另外两支分别有小斑块。阅片室没有灯光，我麻木地坐在黑暗中，唯一能感觉到的，是阴影中来自死神的一瞥。

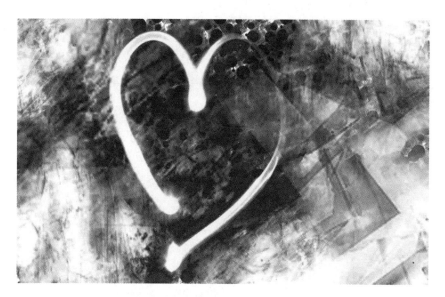

恐惧之心（感谢达里安·巴尔提供）

简介：生命引擎

没有必要为心肌梗死感到抱歉

没有必要为心肌梗死而感到抱歉。

——苏珊·森塔格，《疾病的隐喻》（1978）

或许，生命中最意味深长的一件事，是在我出生的 15 年前。那是 1953 年的印度，一个闷热的 7 月午后，我的祖父猝然死于 57 岁。当时的情形难以描摹，像许多其他家庭悲剧一样，这个突发事件被渲染上了一层神秘色彩。所有人都认为，那天早晨，当祖父在他那间位于坎普尔的小店里忙碌时，一条盘绕在麻袋与谷物之间的蛇袭击了他。究竟是哪种狡猾的蛇，他也说不上来，当时被蛇咬伤在印度很常见，而且据说他回家吃午餐时，还没有任何不适。当时我父亲快满 14 岁，正准备去参加第二天坎普尔一所农业大学的面试，祖父会陪他一起去。父子俩正愉快地坐在石子铺成的地板上，逐一盘点我父亲的高中毕业证和各种奖状。午餐时，邻居们带来了那条据说是罪魁祸首的蛇，它的尸体泛着黑色光泽——那是一条眼镜蛇，被捕蛇人擒获了。祖父只看了一眼，脸就白了。"我怎么可能活得下去？"话音未落，便倒在了地上。惊愕的邻居们试图劝慰他祈祷，可他躺在地板上，两眼望向窗玻璃，说出了此生最后一句话，"我想带卜拉姆去大学。"

大约晚上 7 点，政府的巡逻救护车停在了家门口，此时距离祖父倒下已过去了数个小时。尸斑浮上了他的颈部，犹如极缓慢的潮涌，从下颌逐渐向四肢蔓开。"心跳停止。"救护人员当即宣布了祖父的死亡。家人们难以接受，坚持要求将祖父（连同那条眼镜蛇一起）送到 5 英里以外英国人开办的医院。刚到达，那里的医生也立即宣告了祖父的死亡。

"心脏病发作。"医生解释，并不是家人们以为的眼镜蛇毒液所致。我的祖父，很可能因为对毒蛇的恐惧，引发了骤然的心肌梗死，或称心脏病发作，导致"心源性猝死"，这是全世界最常见的死亡原因。事发突然，又值 7 月炎夏，祖父被送回村里，第二天就火葬了。天气晴朗，家人们悲伤地互相倚靠，告别了被烈火与鲜花湮没的亡者。

在家族传说中成长起来的我，对心脏充满了恐惧与敬畏，它会在人们正值壮年的时刻夺走他们的生命。一旦心脏停跳，你就会毫无预兆地死去，多么恐怖。祖母加强了这种恐惧的感觉，20 世纪 80 年代初，她搬来加州与我们同住，后因思念故乡，便又搬回了曾与深爱的丈夫一起生活过的坎普尔小村。即便丧夫已经 30 年，她依旧是寡妇装扮，用白色纱丽将自己层层包裹，闻上去还有一股樟脑味儿。有次去洛杉矶动物园，她在一条蛇面前弯下腰，双手合十，口中含混不清地念着祈语，直到要求我们带她回家。她是位意志坚定的女性，在祖父死后，她成为全家的精神支柱。但像赫薇香小姐[1]一样，她为奇特费解的事情虚掷了自己的一生。在印度，蛇象征着永恒、不幸以及死亡。在她看来，杀死丈夫的，正是那条毒蛇。某种意义上来说确实是这样，突然之间，心脏骤停就夺走了健康和生命。

很多年后，我的外祖父也死于心脏骤停。他曾是军医，后来在新德里的家乡开办了一家私人诊所，生意兴隆。1997年9月的一个早晨，83岁生日过后没多久，醒来后的他感到一阵腹痛，是前一晚吃多了还是那瓶苏格兰威士忌的原因？不一会儿，他喉咙里发出一声大喊，失去意识倒在地上，就这样死去了。他的一生经历了多次心脏病突发，但都幸运地躲过了死神。这一次，随之而来的心律失常——心室颤动（一种混乱的心跳）——令他的心脏再也没能恢复泵血。当我和母亲聊起这件事时，她说外祖父走得太突然，令人伤心，但这或许也是一种幸运。

基于多位家人的经历，心脏成为困扰我多年的谜题。小时候，我时常躺在床上数着自己的心跳。有时侧躺着，头枕着胳膊，聆听自己脉搏泵血的声音。有时把吊扇的转速调成和自己的心跳一致，比较着两个"振荡器"，所幸我身体里的那一个从未停止过。[2]我陶醉于心脏的双重特性：强劲，永不停歇，却又如此脆弱。多年后，我成为治疗心力衰竭的专家，我的孩子莫汉像当年的我一样，也对心脏着了迷，小时候和我一起看心脏病的视频，讲述患者心脏病发作和心脏骤停的故事。在救护车上，电击除颤救回了患者，他的身体随着电流震颤剧烈地摆动。莫汉盯着这场景出了神，反复地回放，我担心这画面会影

---

1 查尔斯·狄更斯《远大前程》中的角色，守着婚纱过了一生。——译者注
2 19世纪，科学家用轮轴、马达模拟心脏跳动的情形，以观察节律。

响他的心智成长，只得关掉录像机。第二天我们又看了一遍。

·

这是一本讲述心脏的书，包括在过去、现在以及未来，医学如何令我们能够更好地"用心"生存。对大众来说，最重要的一点，就是尽量杜绝意外的发生。胚胎发育第 3 周，血液系统尚未成形，心脏的第一次跳动，便随着生命伊始而发生，永不疲倦，直至最后一刻。这没有瞬息停歇的跳动，在一生之中大约有 30 亿次，完成了不可思议的工作。每次跳动输出的功率，足以令血液在总长约 10 万英里的血管系统内循环。一个成年人平均每周的泵血量可以灌满一座花园泳池。但由心脏维持的生命也可以顷刻消失，一旦心脏停跳，死亡便即刻降临。如果将生命比作一场不息的战斗，那么心脏就是抵抗这一不可避免的熵增过程的核心。它将能量源源不断地输送给细胞，以对冲身体的日渐消耗和无序化。

最重要的是，心脏为跳动而生，这一使命，印刻在了它的每一寸肌理中。在体外培养的心脏细胞会自己开始收缩，并寻找其他细胞（通过名为间隙连接的电活动）一起同步节律之舞。这样看来，心肌细胞以及它们组成的器官其实是个社会实体。甚至在主体动物死亡后，心脏依然能保持跳动数天到几周。法国诺贝尔奖获得者亚历克西斯·卡雷尔在实验中发现，如果给予足够的养分，浸在血浆和水中的小鸡心脏可以继续跳动数月，并维持活性超过 20 年，比它主人的寿命还长。心脏是独一无二的，其他重要脏器诸如大脑，一旦离开心脏，便无法运作，而心脏的跳动并不依赖大脑，至少短期内是这样。此外，心脏不仅为其他器官泵血，同时也灌注自身。我们无法看到自己的眼睛，无法轻易改变自己的想法，但唯有心脏高于一切。换句话说，有别于其他器官，心脏是独立生存的。

在心脏与人类活动的各种联系中，如情绪、思维等，最重要的应属其与生命的链接。心脏之所以代表生命，是因为它们同样具有动力。在视力可及的范围内，心脏是唯一运动着的器官，每分每秒，它喃喃低语，精准收缩，发射出强于身体其他部位几千倍的电信号。自有人类文明以来，许多族群都将心脏视为生命之源。古埃及人制作木乃伊时，心脏是唯一保留在尸体内的器官，因为它被认为是亡者将来复活的关键。[1] 在埃及神话中，时常有这样的情节：亡者的心脏被放在天平上称量，另一端则是代表真实和神圣律法的羽毛或小雕像，如果平衡，那么这颗纯净的心会回到亡者身上；反之，则说明它充满罪恶，地狱怪兽喀迈拉会将其吞噬，而亡者则会被永世放逐于冥间。三千年后，阿兹特克人在盛大的祭典中以燧石刀划开奴隶的胸部，挖出他们仍在跳动的心脏献祭于神。西方童话中，魔女们猎取无辜者的心脏以使自己永葆青春。比如《白雪公主》中，邪恶的王后要求猎人杀死公主，并挖出公主的心脏带回给她。直到今天，尽管人们已经广泛接受了脑死亡的概念，可心脏的跳动依然代表着生命。在重症监护室，病人家属们总会对我说，"他的心脏还在跳动，怎么可能死了呢？"

心脏的血色之舞终有尽时。每年，全球有1800万人死于心血管疾病，几乎是所有死亡人数的三分之一。1910年开始，心脏疾病是美

---

1 肾脏也被保留，很可能是因为它们处于一个较难摘除的位置。在今天，埃及人将不久于人世的时候依旧谦恭地弯着腰，在莎草纸上写下："我曾拥有的心啊，切勿叛离我的见证……也请务必对我的秘密守口如瓶。"自中世纪以来，许多国王和王子的心脏都是和他们的身体分开埋葬的，1989年，匈牙利王后决定将自己的心脏葬在瑞士的一家修道院，因为那里安葬着她丈夫的心脏。

国人死亡原因中的第一位，6200 万美国人患有心脏疾病。全球超过 4 亿人，包括 700 万英国人患有心脏疾病。

美国人的第二大死亡原因是癌症，不过它与心脏疾病有所不同。癌症细胞分化失控，四处转移，毫不留情地入侵，像污染肆虐于人体内。相反地，心脏疾病则更为清爽、精确，没有那么强的侵袭性，更易理解。用癌症病人苏珊·森塔格的话来说，"肿瘤是一种污染和割裂，而心脏病人通常面色健康，体格强壮，直到死亡突然将他们带走，就好像我祖父一样。"

数字统计呈乐观形势。自 1965 年以来，美国的心血管病死亡人数减少了 60%，从 1970 年到 2000 年，美国人的平均寿命增加了 6 岁，其中三分之二的寿命增长要归功于心血管疾病的治疗。（近年来，非心血管肇因的中年白人寿命变短。）尽管有超过 60% 的美国人会患上各种形式的心血管疾病，但因此而死亡的不到三分之一，由此可见，我们的治疗是有效的。20 世纪，人类面对棘手的心脏疾病不再是束手无策，这将会载入史册。

硬币也有它的另一面。在过去无法生存的心脏病人，现在虽然可以继续生存，却时常失去生活质量，因为这颗病了的心脏衰弱如故。每年，超过 50 万的美国人被诊断为充血性心力衰竭，即心脏的力量减弱或机体僵化，无法泵出足够的血液以满足全身需求。目前，心力衰竭位居 65 岁以上人群住院的病因的首位，并且一经诊断，大多数都活不过 5 年。讽刺的是，虽然现代医学治疗心脏疾病的技术日臻完善，病人群体却呈增长趋势。

据估计，这一趋势在美国还将持续数年。人们对于有利心脏健康的生活方式欠缺重视。总体而言，美国人还是过于肥胖，习惯久坐，而且在过去的 20 年间，吸烟率也没有怎么下降。发表在《内科学档案杂志》上的一份尸检报告显示，80% 的 16～46 岁间的美国人具有冠心病的初始表现。也就是说，之前 40 年心脏疾病发病减少的趋势即将停止甚或反转，我们必须采取措施。

本书将从情感和科学的维度，审视这个千年以来令哲学家和医生们疑惑丛生的器官。无论是血肉之躯，还是广袤世间，再无一物可以像人类的心脏一般承载着如此丰富、形式各异的隐喻和涵义。我将叙述的，并不是某一段平直的历史进程，而是起伏蜿蜒、不断挑战、帮助无数人从这一过去被视作绝症的疾病中幸存下来的故事。这是一部宏大的文明史诗——从猜测心脏隐喻的自然哲学家，到威廉·哈维与循环的印证；从为探究病因而代际相续的大型项目，如佛莱明翰心脏研究，到现代外科技术，以及百年前被禁绝的心脏手术——心脏在人类文明中独一无二的尊崇地位在相当长的时期中成为了它自己的禁锢。

12 世纪，德国宾根的基督教神秘主义者希尔德加德曾写下，"灵魂栖于心的一角，那里是它的居所。"心脏时常被喻为房屋，它被分为多个腔室，间隔以门。这些房室壁有着独特的肌理，遵循千年来古老的建筑设计，由隐秘的布线和管道控制着它的运行。心脏之名本身并没有特别含义，却承载着人们赋予它的多重隐喻。作为人类活动和思考的核心，它是勇气、欲望、野心以及爱的源泉。或许这些寄寓已经不再流行，但它们仍深深地刻在我们的意识中，影响着我们对心脏的思索和我们的生活方式。

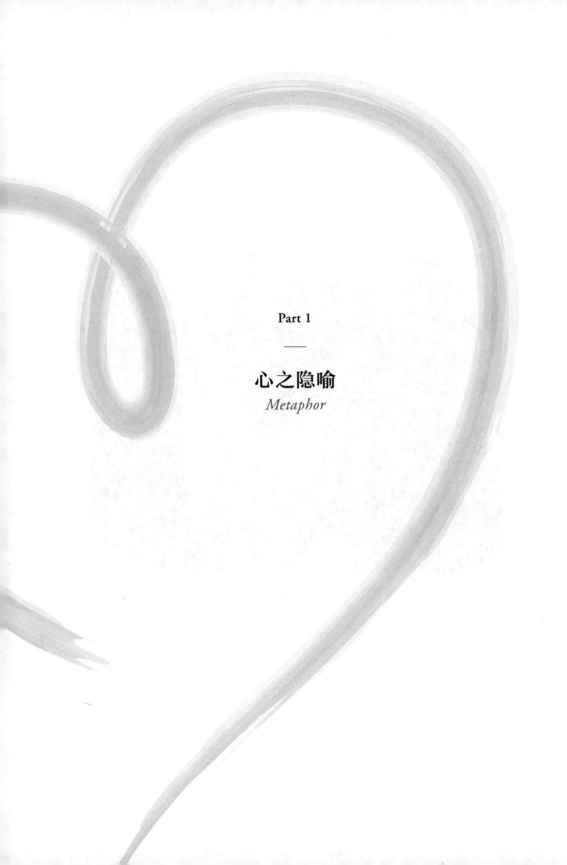

Part 1

——

心之隐喻
Metaphor

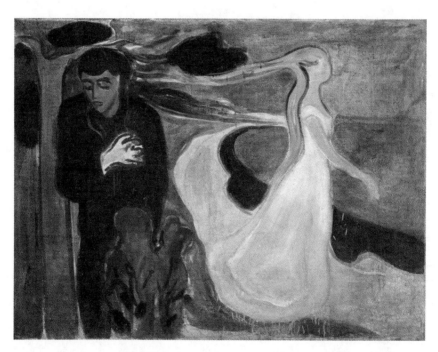

《分手》，爱德华·蒙克，1896，油画，96.5×127cm（蒙克博物馆，奥斯陆）

纤小的心
你的心脏太小了！

我会心碎而死。

是的，

自与你相逢，胸腔深处每一次痛而烈的搏动，

都是我绝望的心跳：

爱我。爱我。爱我。

———艾比·麦克唐纳，《痊愈》（2012）

　　15 岁时，高中生物课需要完成一项实验，我选择了在体蛙心电节律测定的题目。实验需要抽取青蛙脊髓以使其麻痹，然后切开，是在活体时完成的。我借来了电流示波器、增压器以及一堆红色和黑色的电极。我的科学老师格兰道尔先生表示，这对高一学生来说是个很棒的项目。

　　不过，首先，我得找些青蛙来。于是，我一手拎着网兜，另一

手握着车把，从南加州的家出发去附近的森林了。那是早春的周末下午，伴着悠闲的鸟鸣，我骑着脚踏车轧过潮湿的碎石路面，一路发出沙沙的声音。

目的地是一座小池塘，和后院的泳池差不多大。水面被树叶和蜻蜓覆盖着，还有交错的绿苔。岸边泥土湿润，我的鞋微微陷入了其中。忽然，沿着绿藻望去，我发现了一个令人惊异的世界：好多蝌蚪和树蛙正在水流中急速地游动着。我连忙将网兜浸入水中，这是一个白色、底部带黏性的网兜。一只小小的黄色青蛙被网住了，身上还粘着几片树叶，我把它倒入了准备好的收集袋中。接着，我又陆续捉住了6只。我用笔尖在收集袋上戳了几个孔，扎好袋口，放进了背包里，便骑车回家了。

把车往屋外一丢，我直奔后院。野草从水泥路面的缝隙里钻出来，天井旁伫立着一棵柠檬树，这个宁静的后院，一直是我的惬意之所。黄昏渐隐，夜幕将临，母亲的声音从厨房传来："晚餐时间到了。"我把背包丢在了天井，母亲提醒，"那些小生灵会需要食物吗？"我回答："不用了，它们活不过明天的科学课。"

格兰道尔先生告诉过我，动物的循环系统历经了数百万年的进化。软体动物和蠕虫表现为一种低压的开放式循环，而体积大一些的动物，则进化出了一套复杂的管腔样系统，拥有更高的压力，可以将氧气和营养物质泵至更远的距离。青蛙的心脏是三腔，人类的心脏更为精巧，拥有两心房（收集）和两心室（泵出），共四腔。青蛙不需要维持恒定的体温，因此它们所需的氧气量低于人类。与解剖它们的人类不同，青蛙属于冷血动物。

第二天，一个周六，我带着垃圾袋、电检测仪器、手术刀、解剖盘来到后院，在生了锈的秋千前面的塑料凳上坐了下来。127年前的

1856 年，解剖学家鲁道尔夫·冯·克里克和海因里希·穆勒使用电极和磁石测到了在体蛙心心搏的电流。在技术更为进步的今天，我所要重复的就是这一经典实验。我先把电极钩在电源上测试电压回路，确认了示波器上恰好是 60 赫兹的信号。电极片又扁又钝，我不知道对于纤小的蛙心来说，这种接触是否有效，不过那个周末是完成实验的最佳时机，只能继续。

我从袋子的深处抓起一只青蛙，用手稳稳地按住它，准备切开它背上的黄色皮肤。它拼命蹬腿挣扎想要重获自由，一个没抓紧，它逃了开去，在草堆上跳着，直到我再次将它捕获。被牢牢捏住后腿的它不得不停止了反抗，我又拿起了手术刀。这时我的心开始狂跳，仿佛要从胸骨里冲撞出来一样。我把刀尖对准它柔软的枕骨大孔，只有一两毫米的距离，随时准备切入颅底。它试图反抗，然而我压得更紧，直到感觉手掌下那团带壳的软骨不情愿地放弃了扭动。我一定是停止了呼吸——或者通气过度——不然怎么会有一些细小的黑矇斑驳了我的视线？慌乱中，我粗暴地从前向后切开，几乎将这只动物斩首。当我将它放入解剖盘时，它动了一下，试图将身体挪向盘子的边缘，然而虚弱的一蹬之后，它便全身瘫软。

我沿着胸部作纵形切口，一路切开，清亮的黏液随之溢出。心脏仍在跳动，如果我没有看错的话——它被胸腔内其他结构覆盖着，因此很难看清。我用手指拨开其他器官，试着使自己的视野更清晰，因为不知何时泪水已然充盈了我的双眼。电极片看上去是那么庞大，几乎超过了这颗小心脏。尽管如此，慌乱中的我仍然将它们和这豆粒大的器官连在一起，因为另一端依然钩着电池。接通电源的瞬间，电火花"噼啪"一闪，炸焦了蛙的整个胸腔。那可怕的气味，比格兰道尔先生储物柜里浸泡标本的甲醛液体还要糟糕。当我母亲来到门外时，我放声大哭。这可怜的生物遭受了我的折磨，并且什么也没有展示出来。母亲仔细地查看了状况后，以她一贯严厉的口吻责怪道，"儿子，你应该选择其他实验的对象，因为你的心脏太小了！"

第二天，我强迫自己再去试一次，可当我想抓出另一只青蛙时，却发现袋子已经空了，青蛙们消失不见了。至今我仍不明白它们是如何逃走的（我母亲也不明白）。因为缺乏原始数据，我只能把课本上的数字填到了实验报告上。成绩是 B。失望的我向格兰道尔先生询问原因，他说，那是因为我什么新知识也没有学到。

•

如果说心脏权赋生死，那么它也是隐喻的肇因：一盏满载喻意的血皿。譬如我母亲用"心脏太小"来形容我的欠缺胆魄，就是一件很自然的事情，因为心脏总是勇气的来源。文艺复兴时期，徽章上的心脏是忠诚和勇气的象征。英文"勇气"（courage）本身也是源自拉丁文单词 cor，意即"心脏"。心脏小的人容易胆小怕事，懦弱或害怕则表达为失去了心。

心脏的这一喻意，是跨越文化的普适存在。祖父去世后，14 岁的父亲就读于坎普尔农业大学，成为家族中第一个接受了高等教育的人。因为买不起自行车，他每天早晨需要步行 6 公里到学校。在一路尘土的回家途中，父亲会在某个地方与祖母见面，他的双肩负重，感到身心疲惫，难以支撑，祖母会劝慰他拿出力量来。"Dil himmauth kar。"[1] 她说。

---

1 印度语，意为：带上你的心。——译者注

　　莎士比亚在悲剧中探讨了这一主旨。《安东尼与克莉奥佩特拉》中，德赛塔斯[1]描述勇士安东尼的自杀"以源于内心的勇气，劈开了自己的心脏"。安东尼以为女王背叛了自己，悲伤狂乱难以自持，莎翁由此引出了心脏的另一重涵义：浪漫爱情的栖居。"我为埃及和女王而战，"安东尼剖白，"她攫取了我的心，我也曾以为我拥有着她的心。"批评家琼·洛德·霍尔写道，此时安东尼正处于心脏双重隐喻的交战之中。最后，征战荣耀的热望压倒了餍足情欲的渴求，引向了安东尼的自毁。

　　人类情感的丰富与辽远，或许是我们有别于其他动物的最大不同，自文明伊始，在许多文化中，心脏都被视作这些情感的居所。英文单词"emotion"源于法语动词"émouvoir"，即"激起"的意思，将其与一个焦躁跳动的器官相关联，也在情理之中。自古以来将心脏视为情感居所的想法，是一个较为含蓄的意象。

　　假若提问，与爱情最相关的图形是哪一种，无疑是情人的心了。♥，又称心形曲线，在自然中很常见。树叶、花朵、种子，包括串叶松香草（中世纪用于避孕，这或许是为什么心形图案常与性爱相联系，当然它那肖似女性生殖器的外形也起到了一定作用），随处可见心形。从 13 世纪开始，心形图案出现在恋人的图绘之中。［起初只允许用在贵族和议院成员之中——由此衍生出了"求爱"（courtship）一词。］随时间推移，心形图案被染上了鲜红的血色，以象征热情。后来，生命力顽强、能沿墓碑攀爬的心形常春藤，成为了永恒爱情的印刻。在罗马天主教教堂中，♥代表着耶稣神圣的心；淡淡光晕环抱着它，象征着信徒之爱。在中世纪的欧洲，献身于神圣之心的热忱达到

---

1 安东尼的护卫。——译者注

了顶峰。14 世纪初，多米尼克会修士海因里希·佐伊泽怀着虔敬的热情（以及可怕的自毁倾向），以尖笔划开自己的胸腔，将耶稣之名刻于自己跳动的心上。"全能的主，"他写道，"请赐予仆人这神力，得以将汝之名镌刻于吾心之中央。"可证的誓言与诚挚的爱终于合二为一，这狂喜使得巨大的痛楚恍如一道"甜蜜的微光"，他继续写道。当他的创口愈合，书就神圣之名的字母"大约有麦秆那么宽，小指那么长"。心脏与各种类型的爱之间的关联，一直延续至今。1982 年 12月 1 日，世界首例接受人工心脏植入的退休牙医巴尼·克拉克，因终末期心力衰竭而在犹他州盐湖城接受人工心脏植入手术时，他 39 岁的妻子询问医生，"他还会依然爱我吗？"

今天我们明白，情感并不栖居于心脏中，但却依然认同心脏的内生意象。心之隐喻，仍广泛应用于生活和语言中。"带上心"表示鼓起勇气。"从心里说"代表诚挚。我们以"用心学习"形容完全理解或牢牢记住。"心里有些什么"则表达了担忧或悲伤。若你的心放在某人身上，那么说明你对他／她具有同理心。和解或忏悔则需要"心的改变"。

与它的生物学特性类似，心脏的隐喻也有着不同的大小和形状。"心大"（bighearted）的人是慷慨的；心小的人是自私的（不过我母亲用心小来形容我的时候，应该是指我的同情心过于泛滥）。心之隐喻还具有材料区分，例如金子做的心，石头般的心，甚至液体（例如忏悔时倾泻而出的心）。温度亦是一道衡量的尺度，温暖、冰冷、火热，以及特征性的形貌。某地的中央即以心脏来形容。你的"心中之心"，正如哈姆雷特对霍雷肖所说的，是最神圣感情的驻留之地。进入心脏寻找什么，即是寻找真正重要的事物，就像城市中心的雕像或纪念碑往往与爱、勇敢或勇气有关，人类的心脏亦如是。

·

　　多年的行医经验告诉我，治疗的前提是了解（或至少重新认识）病人的情绪状态、压力、忧虑和恐惧。否则便做不了心脏科医生，因为即便心脏并非情绪的处所，它也对情绪有着激烈的反应。从这个意义上说，心脏记录着我们的感情生活。例如恐惧和悲伤，可以造成远期的心肌损伤。控制非意识活动，如心跳的神经，可以感觉到痛苦，并引发异常的应激反应，导致血管收缩，心动过速，血压上升，造成损伤。

　　换句话说，越来越多的证据表明，我们的生物学心脏对情绪系统——即隐喻之心，非常敏感。

　　20 世纪初，生物统计学家卡尔·皮尔森通过对墓碑的研究发现，丈夫和妻子常常在一年之内相继过世。这进一步证明了以下事实：心碎可以引起心脏病发作；无爱的婚姻则可造成慢性或急性的心脏疾病。2004 年，一项覆盖 52 个国家 30000 名患者的研究显示，包括抑郁和压力在内的社会心理因素，是心脏病发作的重要危险因素，与高血压齐平，略低于糖尿病。心脏或许是个泵，但绝非只有简单的泵血功能，它亦有自己的情绪。

　　20 年前，人们发现了一种叫作章鱼壶（应激性）心肌病的疾病，又称"心碎综合征"，即心脏骤然面对巨大的压力和痛苦，如爱情破碎或痛失伴侣时，会发生急性的衰竭。病人（大多数为女性，原因不明）表现出类似心脏病发作的症状，例如胸痛、气促甚至心衰。在超声心动图上，心肌显示出令人惊异的鼓气样征象，形如章鱼壶（日本人用于捕捉章鱼的一种器具，底宽颈窄）。

　　尽管确切的机制尚不明了，但这一特殊的形状似乎与肾上腺素受

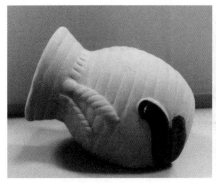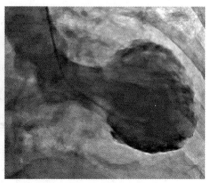

章鱼壶（应激性）心肌病（《国际心脏病学杂志》209 [2016]：196-205）

体在正常心脏中的分布有关。肾上腺素大量分泌会导致心肌细胞内钙离子蓄积，从而引起细胞结构破坏。受体密度高的区域（如心尖、心底等）受影响更严重，故而损伤最大。虽然应激性心肌病通常会在几周内复原，但在急性期，有可能造成心力衰竭、致命的节律异常乃至死亡。80 年代初的早期研究发现，心理或身体创伤（抢劫，谋杀未遂）病人有些并非死于创伤，而是心源性疾病。尸检揭示了心脏损伤和心肌细胞凋亡。

应激性心肌病是"神经心脏"紊乱的原型，肇因于情绪与机体的交互作用。这是心脏的生物性与隐喻性密切关联、彼此影响最典型的表现。甚至当病人还没有意识到自己的忧伤，这种紊乱已经发生。我有位上了年纪的病人，她丈夫在两周前过世了。她虽然很伤心，但依然平静，或许还有一丝宽慰：漫长的折磨终于结束了，因为她的丈夫是一个患有老年痴呆的病人。然而葬礼后的一周，她注视着丈夫的照片，泪如雨下，然后感到一阵胸痛、气促、颈静脉怒张、额头出汗，即便坐着休息，也有明显的气急——典型充血性心力衰竭的表现。心脏超声显示，她的心功能只有原先的一半。但其他检查一切正常——

哪儿都没有血栓。两周后，她的情绪平复，心脏超声结果也复原如初。

据报道，应激性心肌病较多发生于压力情况下，包括公众演讲、赌输了钱、家庭争执，甚至意外惊喜的生日派对。可以用"爆发"来形容它与广义的社会巨变之间的关联，例如自然灾害之后。譬如2004年10月23日，发生在日本最大岛屿本州岛新潟县的里氏6.8级大地震。死亡39人，伤者超过3000。列车脱轨，山体滑坡导致了全国范围的铁路停运，通信、电力及水供应严重受损。研究者发现，大灾难后的1个月，新潟地区应激性心肌病发作的例数是前一年同期的24倍。并且病例发作的分布与地震强度密切关联，病人几乎都来自震源附近。

2011年，阿肯色州的学者们在美国国家数据库中找到并分析了22000例应激性心肌病病例。发生率最高的是佛蒙特州，几乎是全国平均水平的3倍，那一年，热带风暴肆虐该州，造成了百年来最严重的破坏。排在第二位的是密苏里州，发生在该州乔普林镇的龙卷风造成了158人死亡。虽然并非只有这些州当年遭受了自然灾害，但学者们发现，较之其他地区，这些州的居民欠缺对于灾难的防护经验，因此大灾临前时，他们显得尤为脆弱。

现在，这些研究报道已经不是什么新鲜事了。包括心脏骤停在内的诸多心脏疾病，已被广泛报道与个人的情感挫折相关——意象的心脏发生了混乱。其中最不同寻常的混乱产生了意想不到的效果。心脏病学家伯纳德·朗恩在他的著作《疗愈的艺术》中提及了一个来自印度医学杂志的病例，描述的是被判处绞刑的犯人。医生劝服其接受放血，因为相对绞刑来说没那么痛苦。犯人躺在床上，四肢被捆扎，双眼蒙住，然后手臂和腿被抓挠，他会以为自己在流血。朗恩写道：

　　装满水的容器分别悬挂在四个床脚上，地板上放着接水的盆子，然后开始放水，起初速度较快，然后渐渐缓慢（伪装成流血的感觉）。犯人越来越虚弱，医生的音调也越来越轻。最终，水声停止，一切寂静。尽管犯人是个健壮的年轻男人，但实验结束时他已没有声息。医生检查后，发现他已经死了，虽然一滴血也没有流。

这类"情绪性"死亡被发现已有一个世纪。1942 年，哈佛生理学家沃尔特·B. 卡农发表了题为《巫术死亡》的论文，描述了因恐惧诅咒而死的案例，如被象征死亡的巫医诅咒，或是吃下了某种禁忌的水果。1925 年出版的《澳洲土著》一书中，人类学家赫伯特·巴塞多夫记载：

> 这可怜的家伙意识到自己被敌人诅咒了，他木呆呆地站着，难以置信地瞪视着环伺周围的邪恶巫术，双手茫然地抬起，像是要阻挡向他扑面袭来的恶意。他脸色惨白，眼神空洞，仿佛已经被吞噬了灵魂。他试图尖叫，声音却窒息在喉舌，只剩了点泡沫流出来，挂到嘴边。身体止不住地震颤，一丝丝肌肉不自觉地抽搐着。他摇晃着退了几步，便倒在地上晕了过去。最终他镇定下来，回到自己的小屋，在焦躁中死去。

这些死亡案例的共同之处在于，死者都深信有一种强大、无力反抗的外部力量可以杀死他们。这种感知不受控制，卡农猜测，它引起了全身的生理反应，血管剧烈收缩，血容量和血压骤降，心脏急速衰竭，乃至多脏器缺氧毁损。卡农认为，巫术死亡仅对原始人起作用，因为他们"迷信愚昧，受困于敌人布下的陷阱中"。然而经年以来，这种猝死也发生在各色现代人群中。在今天，猝死综合征的概念包括中年人（通常在心肌梗死发作之后）的猝死、婴儿猝死、夜间猝死、自然灾害猝死、药物滥用猝死、野生动物及家畜猝死、酒精戒断猝死、重大损失猝死、惊恐猝死、战争猝死……几乎都是源于心脏的骤然停博。猝死占所有心血管事件死亡的一半，又有一半的心血管事件初次发作即为猝死。

我祖父便是这种情况。看到那条咬了他的蛇时，突然的恐惧便攫住了他。但压力可以同时造成急性和慢性的影响，据此我认为，他的情绪性死亡应溯因至更早的时候，远在1947年印度的那个喧嚣的夏天。那时，祖父居住在现为巴基斯坦属地的旁遮普省，他经营着土地生意，并雇用了好些人。1947年8月，这片区域脱离英国殖民后，蓄积已久的印度教徒与穆斯林之间的争端在旁遮普省及印度次大陆其他地区一并爆发。那是在我祖父去世前的6年，这个国家依据宗教派系被划分为印度、西巴基斯坦和东巴基斯坦（现称孟加拉国）。这导致了有史以来最大规模的人口迁徙。数以百万计的印度教徒（包括我祖父一家）长途跋涉移居到了印度，又有数以百万计的穆斯林朝着反方向移民。各派别间发生了难以想象的惨烈冲突。

祖父一家乘着牛车，沿小路逃到了边境，把能带的东西都带上了。一路上血腥屠戮不断，村庄被焚烧，幼小的孩子被扔下，因为大人实在无力照看他们。印度政府派出专门的士兵保护年轻女孩，但仍有些人杀死了自家女儿，以免她们遭受蹂躏。

那一年的动荡中，死亡人数超过一百万，五千万印度教徒、穆斯林和锡克教徒流离失所。暴乱从旁遮普省开始，肆虐了整个次大陆。祖父一家幸存了下来，但在边境几个月狼狈肮脏的生活，引发了霍乱和痢疾等传染病的流行，夺去了祖父的母亲和他一岁儿子的生命。

1947 年夏秋的剧变，为祖父 6 年后的猝死埋下了种子。失去赖以谋生的营生后，祖父全家终于在坎普尔乡间的一间小屋中安顿下来。没有家具、电力以及自来水。我父亲在路灯下做作业；祖母则就着木粪炉子生火做饭。祖父好不容易攒够钱，开了一家售卖大米和食物的杂货铺，日日劳作。直至死去的那一天，他还在店里。

·

祖父对情绪的生理反应，如惊吓、恐惧或快乐等，都是由他的自主神经系统控制的，这个系统掌管着心跳和呼吸等无意识运动。自主神经系统分为两个部分：一是"交感神经"系统，调节应激反应，以肾上腺素加速心跳和增加血压；二是具有相反效果的"副交感神经"系统，减缓呼吸和心跳，降低血压，促进消化。交感和副交感神经都沿着血管分布并止于心脏内的神经细胞，以帮助调节心脏的情绪反应。因此，自主神经系统是大脑和心脏之间的主要联结。

但自主神经系统对心脏的影响仍有待研究。1957 年，约翰·霍普金斯大学的科学家柯特·里希特以野鼠为对象进行了实验，他将它们浸泡在一个装满水的玻璃罐中，然后用细长的注射器向它们喷水，使后者无法漂浮，类似水刑。野生大鼠生性凶猛多疑，对任何形式的束缚反应都非常消极。因此大多数大鼠在几分钟内被迅速淹死（尽管有一些在溺水前能够游 80 个小时或更长时间）。

里希特在大鼠的皮下植入电极，记录它们溺水时的心跳，出乎意料的是，大鼠的心跳并不快，与预计的交感神经兴奋不同。"和预期的正好相反，心电图记录了这些大鼠迅速屈服于死亡，它们的心率减慢而非加速，"里希特记录道，这意味着兴奋的可能是副交感神经。

此外，兴奋副交感神经的药物加速了大鼠的死亡；而拮抗副交感神经作用的药物则可以减缓死亡。里希特据此判断，大鼠的死因是副交感神经兴奋，而非交感神经过度兴奋。"这些大鼠看起来没有一只产生应激反应——可以看作是绝望了；无论是被捏在手心还是困在水罐中，大鼠都处在一种没有防御能力的境地。"里希特进一步发现，如果给予这些实验动物逃生的希望，比如每隔一会儿将它们从水罐中放出来——可以让它们重新变得有攻击性并试图逃走。他推测，这种导致副交感神经兴奋的绝望，正是土著人顺从于"巫术死亡"的原因。

这一机制可能也是导致我祖父猝死的原因之一。显然，他被困在了自己宗派主义和贫穷的水罐中。与应激反应恰好相反，他死于过分缓慢的心跳。心脏需要为它自己泵血，一旦心率过于迟缓，心肌无法获取充分的氧气，便引发了致命的心率失常。

里希特和卡农的结论看似截然不同，但现今的理论认为两者皆正确，巨大的压力使得心脏同时面临两种自主神经风暴：交感神经和副交感神经反应。两者皆与应激性心肌病相关。究竟哪一种占主导，则取决于压力发生后的时间节点。起初交感神经占了上风（心率失常，血压升高），稍后副交感神经则发挥了它的作用（心率减缓，血压降低）。

耐人寻味的是，应激性心肌病也可以发生在极度快乐之时，但心脏的反应有所不同——此时发生气球样肿胀的是心脏中部，而非心尖区。不同情绪引起不同的心脏改变，这中间的机制依然未解。正如先哲们咏颂的那样，即便情感并非栖居于心脏之内，我们的生物学心脏仍以微妙的方式与其隐喻的部分联结着。

综上所见，人类的情绪活动对于心脏有着至关重要的影响，有时甚至是致命的。信息传递的路径是双向的。心脏神经系统不仅接收大脑讯号，也通过心率、血压以及血管张力等将自身信息反馈回大脑。

这些信息对于情绪健康具有长远的意义。例如心脏悸动可以造成情绪恐慌。一旦潜在的心率失常被纠正，焦虑通常也就消失了。因此，心脏跳动的状况不仅是情绪的反应，同时也影响着后者。心脏被取下移植时，它和全身自主神经的网络联结也被断开了。移植后的心脏不会也不能像原生心脏一样对情绪做出反应。哪怕情绪大起大落，它的节律也岿然不变。古典自然哲学家们常说，一个人的灵魂是无法转移到另一个人身上的。这在某种意义上是正确的。

Chapter
2

———

初次搏动
我们因它而生

星子闪耀在太阳身旁，犹如万物拥戴心脏，

它们因她而生，又予她力量；

趁生命气息逗留，注入心田。

——雅各布·博赫曼，德国神秘主义者，

《人生三重奏》（1620）

初到圣路易斯的几天，天气黏滞潮热，织物紧贴皮肤，空气则像厚重成浆的蛋白糖霜，塑料闷罐般层层包裹着我。因此，学校的解剖实验室成了一个避暑胜地：冰冷，干燥，有着水泥地和 12 英尺高阔的天花板，房间中央是一长排水槽。这是每周需要来 3 次的地方，清晨，我们换上绿色的手术服，然后开始清洗那些待解剖的动物。房间的角落，悬挂着一具人体骨骼模型，让人联想到那些荒诞滑稽的恐怖电影，不自觉地，一丝寒意掠近我的身体，是它的牙齿在打战吗？

开始临床轮转之前，我们有两年的时间来学习人体解剖。通常，用于教学的尸体标本很快会被肢解得支离破碎，心肝脾肾等各种脏器则散乱地浸泡于地上的各个福尔马林溶液桶中。不过在 8 月，开学后的最初几天，他们的宁静还未被惊扰。

铁制轮床上，放置着属于我的那一具。床脚的几个轮子已经锈蚀，发白的袋子中，他躺在浅凹处，周身是微微发红的液体。胸骨塌陷，皮肤浅褐，腹部则鼓凸；他全身赤裸，除了双脚套着的一双薄袜，类似新生儿穿的那种，覆住脸庞的口罩即将被取下，显露出曾为病痛侵扰、而今已安息的面容。他大约八九十岁，面貌有些许原始，秃头，旁遮普族人特有的鹰钩鼻，皱纹布满双颊，部分舌体脱垂出口腔，看上去似乎在困惑着什么，暗黄色结石覆盖前牙，面色晦暗，眼皮上结着发霉般的疮痂。他的躯体蜷缩似弓，袋子便显示出一种不自然的拱起。

"尸体解剖"意味着"独自解剖"，这正是我们需要做的。但在开始之前，在我们尚未用刀片划开皮肤之前，扎着马尾辫的解剖学教授提出了一个问题。

"诸位，请想一想，你们各自面前的这具标本，他／她生前是怎样的人？过着怎样的生活？又是因为什么样的原因而死？看着他们，好好想想。"

很显然，我眼前的尸体是逝于高龄。手术疤痕——位于胸骨中段纵行向下的那一节，很显然是开胸心脏手术遗留下来的——证明他曾为现代医学所惠及。干净的甲床显示出他的生活状况良好，至少有能力照料自己或是雇用看护。掌指间的硬茧表明他从事蓝领工作，但手部皮肤仍旧光滑平整。胃部放置着营养饲管——看来他临终的时光是在护理中心或监护室度过的，应该有些艰难。四肢水肿揭示了充血性心力衰竭。腹部的鼓凸呢？是心脏起搏器吧。

这是发人深省的问题，提醒我们这群意气风发的年轻医生，在试图推测他／她死亡原因的同时，也别忘记停下来回望片刻，他们曾拥有的光鲜岁月。

"生命曾驻留此间，"教授轻轻叹道，"现在，划刀吧。"

我将这句话记了下来。

事实上，乍见到这具尸体，我便有些困惑。他来自南亚，算是我的近裔，在我们的传统文化中，罕有人会捐赠遗体用于科学研究，那应属于他们所爱之人。很有可能，在最后的日子里，乃至临终前的一刻，他否定了家人的意愿，或许是他的孩子，甚至妻子。为什么？这令我不解。当然，这答案我将永远无从得知，但这一刻，我对眼前的这具躯体，生出了家人般的熟悉与亲切感。用教授的话来说，他们也许会令你想起一位已逝的朋友或亲人，比如久远记忆中的那位老祖父。

那一学期，我感到和祖父愈发亲近。因为在这种情况下，很难不把他和那位捐赠遗体的老人放在一起比较。他们同为印度人，生于相似的年份，并且很有可能是逝于同种原因——心脏疾病，却有着截然不同的一点：捐赠者完满地活过了一生，至少在合理的预期寿命之上，而我的祖父突然逝去，徒留悲痛与惘乱给家人，他的生命，在自然死亡的节点之前，被意外结束。他永远没有机会见到我的父亲去上大学，并成为一名出色的植物遗传学家。与此同时，得益于现代医学，尤其是美国医疗的空前昌明，捐赠者得以躲过一劫，安然度过一生直至晚年，并为年轻医生留下了自己珍贵的遗体。面对这位不知名的可敬老人，我意识到，相较于他的死因，更值得关注的，应该是他如何做到尽可能久地活过了一生，毕竟对其他的一些人（譬如我的祖父）来说，那是一段猝然而终的旅程。

我们小组的负责人是个来自加州的小伙子，眼中满是冲浪好手惯有的活力，笑容近乎轻佻——后来我们才了解，那是他在掩饰心底的绝望。肖恩，在医学院毕业典礼之前，永久地躺在了这样的铁制轮床上。那一天，他决绝地从 12 层楼的窗户跳下的那一天，离毕业只有几个星期。他为什么会这么做，我们永远无从获知（除了本人，谁能探得一颗人类心脏中究竟蕴含了些什么呢？）。但在悲剧发生的 4 年前，医学院的第一学期，他是一位了不起的伙伴，带领我们 4 人小组经历了前所未有的体验。

尽管很尴尬，可我必须承认，开始的几周，我基本处于只看不动手的状态。尸体使我作呕，而我的同伴们——这些兴奋地在尸体周围一会儿喋喋不休，一会儿又陷入沉思的实习医生们——愉快地扮演着法医病理学家的角色，丝毫没有减轻我自中学时代青蛙解剖实验后遗留下的心理不适。于是我站在最外侧，视线沿着那些绿色洗手服肩膀之间的缝隙窥去，天花板的灯光照得那位印度老人的尸体有些发白，各种色彩的钉子很快被一一固定在他全身的解剖学标志上。想象一下，临终前，他在医院所承受的煎熬：双足浮肿，两肺浊沼，凝望着窗外——唯一能做的，只剩下充血性心力衰竭导致的濒死样叹息。我在脑中勾画着他的模样，大约是双唇紧闭，试图拒绝护士强迫他咽下的医用巧克力布丁，床前播放着电视节目，听声音，依稀是关于英国东印度公司的某部纪录片。很有可能，他对充斥于口中那又苦又甜的胶状物感到愤怒，因此十分憎恨对他施以此种酷刑的护士，而今的他仅余躯壳。

"我希望，你予我的一切折磨，都在你父亲身上重演。"我仿佛听到他恨恨地咕哝。

当心脏解剖终于开始的时候，我迫使自己迈步上前。这是我等待已久的，将要来临的经历——为了更好的将来。解剖手册简洁明了：将手探入然后打开胸腔。肋骨表面的皮肤触摸上去，像浸湿的皮革。在小组合作之下，我们切开了皮肤，打开胸腔后，首先看见的并不是心脏，它被毗邻的肺和肥厚的胸膜所遮盖。人的体腔内部并不像表面看起来的那样对称，例如左肺分为两叶，而与之相对的右肺则有三叶（左肺的中叶在胚胎发育期即萎缩，因为心脏蚕食了它的空间）。尸体的两肺均有黑色斑块：吸烟，我假设，或是城市污染所致。它们看上去像吸饱了水的海绵，但受到挤压时，并没有液体渗出。气管软骨坚韧有弹性，像鸡软骨一般。

心脏的大小几乎和一位祈祷者紧扣于胸前的双手类似，占据了胸腔中部，前至胸骨，后至脊椎，下至横膈膜（分隔胸腔与腹腔的肌性组织，随着呼吸而上下运动，每次吸气时，心脏便躺在横膈膜上，微微向下）。心脏的形状如同一个截去尖头的锥体，类似一座倒置的火山。它的肌肉——心肌——是坚硬的。心肌使用能量来松弛，而非收缩，所以死亡时，尸体的心脏开始呈现僵硬的状态。心房位于心室后方，是上方收集血液的腔体，也是肌性泵血室。右心室位于胸部最前方，它是新月形的，由肌纤维包绕着，呈环形。解剖教授告诉我们，如果要把针插入病人的胸腔引流液体，最先扎到的应该是右心室。

简单的锐性分离后，我们将心脏从黄色的心包中取了出来。肖恩把它放在了他的前臂上。

"那么，他此刻确实在表露心迹。"[1] 肖恩说。

这个器官像魔方般令人着迷，我用手指戳了戳它薄薄的中心静脉。很难想象，它不过是一团肉，一个橡皮般的玩具，荒谬吧？左心

---

1 "wear heart on sleeve"（把心印在袖子上）的隐喻。

室壁较厚，揭示了高血压病史。右心室则被密密的一团纤维填满。在那苔藓般的杂芜之间或许有什么线索，不过我没有看出来。当我们将各个房室逐一打开——就像用来煎饼的那种平底锅——它的颜色和纹理都像一块经过烹饪的牛排。

在那之前，捐赠者的确切死因依旧是个谜题。他的肋骨像一捆柴——干瘦，表面磨损且移位——一些小组成员据此认为，某种消耗性疾病像是结核或癌症，折磨并最终压垮了他。但当我们最终解剖他的心脏时，答案揭晓了：主动脉，即将血液从心脏输送向全身的大动脉中，堆积了大量大理石样坚硬的胆固醇斑块。当我们切开左侧冠状动脉时，手术刀遇到了明显的沙砾阻隔感。动脉中有一片长长的深褐色血凝块，那是粥样硬化斑块破裂的地方。凝血因子释放，血小板像一尾尾小鱼一样涌向创伤部位，聚集形成一个血栓，阻塞了动脉，从而导致了心脏骤停和组织坏死。[1] 这也极有可能是导致我祖父死亡的原因（现在的我时常担忧，这会不会影响到乔哈尔家的另一个男人）。我难以自控地想着，就是这些粗糙的动脉杂质使捐赠者忧伤并最终结束了他的生命。

敞开的胸腔再次提示了我们，这是维持哺乳动物生命的基本构造。乏氧血液从右心房出发，经过单向瓣膜三尖瓣，进入右心室，再泵入肺部。富氧血液又从肺回流至左心房。然后，血液流经另一处瓣膜，二尖瓣（又称僧帽瓣，这个名字源于其形状类似主教的法冠或头饰），进入左心室，泵入主动脉和全身循环。两根大静脉，下腔静脉与上腔静脉，收集血液并返回至右心房，随后再次经三尖瓣进入右心

---

1 区别于次要脏器，如肝脏等，心肌细胞不会大量地再生。当它们死亡时，会被巨噬细胞吞噬并取代以纤维疤痕组织。

室，开始新的循环。

这一哺乳动物的基本构造，直至 17 世纪早期才得以发现。对此前的人类历史而言，心脏的生物学功能一直是谜。一万年以前，欧洲的克鲁马努猎人发现了心脏的存在——他们在洞穴的石壁上刻下它的形状——但他们并不明了它的用途所在。关于这一点，七千年后的古埃及文明给出了令人惊异且极富预见性的推测，他们认为，心，是灵魂所在之器。当然，著名的《埃伯斯纸莎草书》同时还指出，心脏是身体血液的中央供给站，并以血管与五脏六腑相连。"手的举止，脚的移行，所有一切身体其他部分的活动，都循自心脏的意愿。"手稿上这样记载。三千年后，古希腊人几乎从意向视角完全解读了心脏。他们相信，心脏居于身体的中央，证明它是生命与美德之源。柏拉图还提出，心脏就像哨兵——气魄，凡人灵魂的最高部分——血液流经于它，对身体的某些异常作出警示。事实上，这或多或少，仍然是对于侵袭或回应的开端的一种确切描述。

为了解开心脏之谜，希腊人采用了类推和隐喻的方式，这种建立在想象基础上的推测启发了医学家盖伦，这位早期西方医学（公元 3至 17 世纪）的杰出学者通过观察和解剖动物的科学方法来试图探明心脏功能，但未获确证，原因是缺失了关键一点：循环。当时人体解剖是被禁止的，于是通过大量的活体动物解剖，包括猫、狗、绵羊和山猫，以及为受伤的角斗士所施行的一系列外科手术，盖伦得出了他的理论：肝脏将食物转化成为血液，就好像经沟渠灌溉入田的水，被吸收使用，不再回收，血液自肝脏出发，被吸收进入右心室，经由室间隔上的小孔流入左心室，并与一种特殊物质融合，盖伦称之为"生命灵气"，这时左心室开始发热，像一个暖炉般使血液升温，血液遂经由血管进入全身各处。"坚固，强韧，能抵御创伤，"盖伦的手稿记

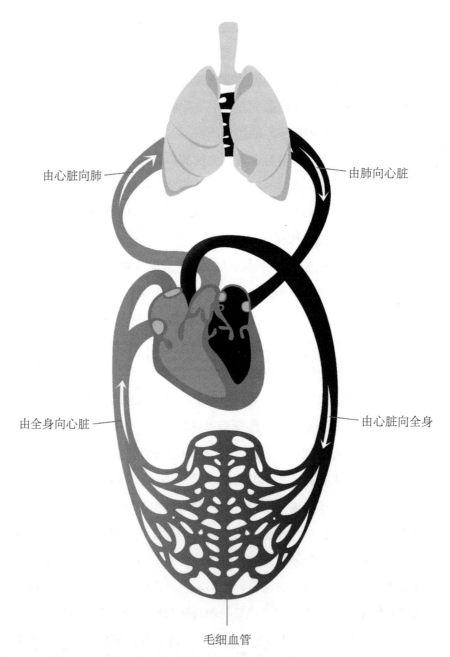

由心脏向肺

由肺向心脏

由全身向心脏

由心脏向全身

毛细血管

哺乳动物循环系统（利亚姆·艾森伯格，光洋设计）

载，"心脏组织的纤维远较其他部分强韧，才能不眠不休地工作。"

盖伦的理论得到了西方所有心血管及解剖学者的支持。在中世纪，他的理论被奉为圭臬，是不容置疑的。人们追随他的结论，却忽视了他赖以得出结论的观察性研究。尽管他的理由常常不真实并充满主观类比——灌溉田地的水，加热血管的火炉，同时缺少科学方法——完善的定量支持或可证伪的命题，每当发现与盖伦理论相悖的观察结果时，它们就被边缘化然后忽视了。

公元1242年，波斯医生伊本阿尔·那菲斯[1]在所著《解剖学注释》中写下了他对心脏的理解，这部"伊斯兰医学黄金时代的里程碑式著作"记载：冠状血管将营养输送至心室，而非盖伦断言的，是心脏将营养储存在房室中；心肌收缩，从而产生了脉搏，而非盖伦所认为的，动脉天生就会收缩活动。伊本阿尔最重要的结论，当属他发现心室之间并没有所谓的"小孔"。"盖伦的理论有误，心脏是一个坚固的整体，两心室之间不存在通道，因此也就没有血液的交通。"

因与主流观点相悖，这一洞察深远的真知，很快被湮没在欧洲历史中。自然，关于心脏的研究也就踯躅难前。"黑夜中，黑色的蚂蚁爬行在黑色岩石上。"著名伊斯兰学者安萨尔（1058—1111）这样形容。直到1924年，一名学生在普鲁士人的图书馆发现了伊本阿尔手稿的副本，曾经的争论方才浮出水面。

幸运的是，古典自然科学的崛起及并行的文艺复兴思潮，激发了新的时代精神：探索与求知。这一时期，列奥纳多·达芬奇对心脏研究做出了无人能及的贡献，他称心脏为"上帝无与伦比的造物"，以数百张解剖图稿高度准确地描绘了心血管系统。起初，他以猪和牛为

---

1 作者出生于叙利亚，在大马士革接受医学教育之后搬到开罗居住。——译者注

研究对象，后来他从佛罗伦萨和罗马的医院收集了共约 30 具尸体，从初生婴儿到百岁老人，开始了人体解剖。像前人一样，他以自然现象和类比的方法来阐明心脏工作的机理，例如，他观察到河床中的水流蜿蜒曲折，便假设血管也是类似的情形。他制作了主动脉和主动脉瓣的玻璃模型，向其中注入含有染料的液体，来模拟分析心脏的血流动力学。[1] 在解剖实验中，他还发现了血管疾病的端倪。"动静脉怒张于皮肤，几乎要阻断了血流。"这段描述，颇像是在形容动脉粥样硬化的血流。不过，他依然没有发现循环的奥秘，于是有关心脏的理论也就止步于此。

　　一个世纪后的帕多瓦大学，人们聚集起来，观看一场公开人体解剖。这个欧洲的解剖学中心，不仅是世界上第一个向大众公开解剖演示的地方，更是史上最伟大的外科医生——安德亚雷斯·维萨里工作的学校。这位先驱的画像至今仍悬挂在我们圣路易斯的解剖学实验室中，以洞悉一切的眼神打量着我们。十几岁起，这位药剂师的儿子就开始拿老鼠和狗开刀，成年后，因为研究的需要，他从墓地和帕多瓦城外的停尸房偷窃尸体，他把尸体藏在大衣里，偷偷带回寓所，在没有任何防腐措施的条件下，储藏数周之久。一位刑事法官朋友给予了他进入绞刑架周围的特权，甚至将绞刑安排在适合他解剖的时间。1543 年，一部有史以来最伟大的解剖学著作诞生了：《人体构造》。在这本书中，维萨里纠正了盖伦许多关于心脏结构的错误理论，尤其是左心室与右心室之间根本不存在盖伦所谓的"小孔"。他推测，血液在进入心脏的左侧之前，必然先流经肺部，这是了不起的一步。当然，他也不全是正确的，盖伦的一些错误理论，诸如肝脏制造了血液

---

1 达芬奇提出，湍流对主动脉的关闭具有重要作用，这一观点直到最近 10 年才得以证实。

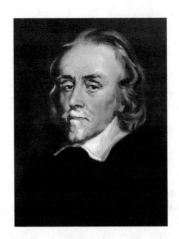

威廉·哈维像（来自多米尼克·里巴提，《威廉·哈维与血液循环的发现》，《新生血管研究杂志》1[2009]：3）

然后由身体消耗，以及心脏是个加热血液的火炉，等等，得到了维萨里的支持和强调。

直到威廉·哈维走上舞台，循环理论才得以进入公众的视野。这个来自英格兰肯特郡的年轻人生于 1578 年，19 岁在剑桥大学获得艺术学位，然后转入帕多瓦大学研究医学。这一颠覆性的发现在 1615 年就被证实，但哈维 13 年后才将它公开发表。他害怕，因为质疑盖伦的理论在当时无异于渎神。他害怕遭遇米格尔·塞尔维特的命运，后者是一位神学家，因为支持血液流经肺部的理论，42 岁时被钉在日内瓦的火桩上活活烤死。"流经肺部血液的数量和质量，仍然是一个需要讨论的问题，"哈维写道，"新的观点，人们闻所未闻，我害怕少数人的嫉妒会给我带来伤害，更恐惧会成为大多数人的敌人，这使我颤栗。"[1]

---

1 晚年时，哈维曾对朋友说，"你知道我之前的研究所掀起的风暴，所以还是闭嘴为妙，一旦我将那些在实验室重复了无数次得到的结论公诸于众，那么余生将再也难享平静与安宁。"

　　1628 年，50 岁的哈维出版了《心血运动论》，这篇厚达 72 页的拉丁语论文"谨慎地深入这一事实（循环），思考人类与其他动物心脏血管的运动"。起先他写道，"这任务太艰难，我几乎要怀疑，是不是只有上帝才知道心脏是如何跳动的。"哈维决定先从鱼和青蛙的心脏开始着手，因为它们的跳动相对较慢，易于研究。他也在活人和尸体上做实验，例如简单却机智的止血带实验：他用衣服捆住受试者的手臂，以阻断血流，少顷，松开止血带，压力较高的动脉血便会流淌，反之，静脉血则不会。手臂迅速臌胀起来，哈维由此推断，血液向下流入动脉，在返回心脏之前，经由某种无形的连接，回流入静脉。这些连接实际上就是我们今天所说的毛细血管，但哈维终其一生都未能探明。[1]尽管如此，他还是得出基本原则：心脏的功能类似于泵，血液不断地在动脉与静脉之间流动，循环往复。

　　哈维的书中大量引用了盖伦的结论，不过科学界的惯例往往是青出于蓝。当哈维用两根绳子扎住动脉又放开时，他发现里面只有血液，并没有盖伦所说的空气或是灵气，更别提什么"乌黑的煤蒸汽"。至于盖伦认为的两心室之间的小孔，将血液从右心室运送至左心室，哈维这样评论道，"压根儿不存在什么小孔。"[2]和少数前人一样，他正确地推测出，血流必然经过肺部。经过计算，哈维发现，如果一个成人的心率是每分钟 72 次，那么平均每次搏动可以泵出两盎司的血液（基本准确），如果确如盖伦所说，血液是全身所需的消耗性营养

1　1661 年，马切洛·马尔皮基在显微镜下观察蛙肺时，发现了毛细血管的存在。他称蛙为"显微镜生物"，因为在它们身上，他发现了大一些的动物难以察觉的组织。自然即习惯，他写道，"为了探知这一了不起的结构，我在这些低级动物身上做了无数的实验，试图从这些不完美的动物身上寻找完美动物（人类）的答案。"他还补充道，"为了解开这一谜题，我几乎灭绝了整个蛙类。"

2　实验中，哈维将肺动脉结扎，然后向右心室注入液体，证实并没有液体流入左心。

物质，那么肝脏每小时需要制造 500 磅的血液，这显然是不可能的。哈维据此推断，血液本身并不是营养物质，而是将营养输送到全身各处的载体。和盖伦及其他自然哲学家一样，哈维延续了他们的隐喻之道。"心脏是身体的中心，微宇宙的太阳，就犹如真实世界中的太阳，是世界的中心。"

　　不过哈维的比喻方式——行星的运行，地球上水的循环——比前人更贴切地说明了循环问题。[1]

　　困扰学者们千年之久的谜题得以解开，但哈维的成就并不仅限于此。以实验来确证或否定科学猜想的方法，或许才是他留给后世最宝贵的财富。1906 年，加拿大医生威廉·奥斯勒爵士在以哈维为主题的演讲中，这样评价《心血运动论》："实证主义的春天终于到来——思考、修改、计划然后着手开展，作为思维的践行者，人类的双手此时开始在科学探索中占据主导，这或许是实验医学的开端。"尽管如此，哈维却始终没有理解循环的意义所在，知其然，却未能知其所以然。在书中，他描述血液"又回到了源头——心脏，在这个身体的圣殿内重获洗礼"。但什么是"洗礼"？"洗礼"时究竟发生了什么？为什么动静脉的血液是深浅不同的红色？答案其实是同一个。然而哈维和他的后来者们并不知道红细胞携氧这回事（约一百年后才被人们发现），甚至没有注意到氧气本身，因而也就无从获知血液循环的真正目的。

---

1 哈维的比喻还引入了国家概念。在向查理一世致敬的《心血运动论》的序言中，他写道："我在这里写下心脏的运动，依照当今风俗，我更有勇气向陛下呈现，正如先贤为后人立下表率，君王则犹如帝国的心脏，那么关于心脏的知识，将不会对他毫无益处，因为他拥有神赋予的恩典——人们依然习惯于将小节和大事相提并论。在这里，无论如何，最伟大的王，将这本书放到立于众人巅峰的陛下您的身边，您会立即想起身体里的原动力，以及代表至高无上权力的纹章。"

今天，人人都知道右心室将血液泵入肺，氧气通过微气囊输送到毛细血管的红细胞中，富氧血液经过肺静脉进入左心，再泵入大动脉，然后经由各动脉分支一级级流入身体各处，以满足新陈代谢的需要。输送完氧气的血液从毛细血管回流至静脉，最终汇入上腔静脉和下腔静脉，再进入右心，重新开始循环。一个普通人体内，毛细血管周而复始地工作，加起来足以环绕地球，总横截面积可以覆盖数个足球场。静脉血压较低，但右心的血压更低，使得血液回到原点。

电刺激使心肌纤维收缩，心室得以泵血。每一束肌束都由蛋白纤维组成，电流在蛋白纤维之间传递，心脏由此收缩和松弛，泵空又充满，在动物的一生中，不断重复了数十亿次。心脏所产生的压力是所有器官中最高的，将血液泵入巨大的血管网，层层推进，滋养着全身每一个细胞。

血液是向着一个方向循环的，单向瓣膜阻止了返流。当瓣膜关闭不全，就会导致血液返流，产生额外的能量消耗。当瓣膜开放不全时，就会限制血液流动。以上两种情况都会有损循环。我们的解剖学教授曾有箴言：心血管系统的一种异常有时会部分抵消另一种异常。举个例子，如果瓣膜没有打开，血流就必须在这个路障周围找到其他的通道。这时，室间隔缺损，或者异常的连接，这些在其他正常心脏会引起灾难性后果的病理征象，反而能够起到积极的作用。"在人类的心脏中，尽管不完美，"他说，"但负负得正。"

·

期末来临，一月的寒夜里，我们按照学院传统，在医院的 12 楼为尸体标本举行了纪念仪式（之后它们将会被火化）。烛光飘摇中，学生们坐满了四排长凳，仪式庄重而刻板，使氛围更加肃穆。每人上前，背诵他们写好的诗，牧师念着祷文，还有学生唱歌和弹吉他。

解剖学教授今天没有戴乳胶手套，蓝色手术服换成了考究的深蓝西服，上前一步，在手术台前宣读悼词。"你们的捐赠者是什么样的人？"他再一次发问。我们有好好思考过他们曾有的生活吗？经过一学期，我们已将解剖练习得游刃有余，他们最后的形迹，留存于我们心中。我们应该确保，教授强调，他们留给这个世界最终的礼物是被珍视的。

我犹豫着，想要说出想象中关于我的捐赠者的故事。二战后，勇敢的他随第一波南亚移民潮来到美国，继续学业。此前，他很可能从未离开过家乡，旁遮普的那所灰色小房子，房顶漆成白色的围栏，街道上挤满了农场动物和有毒废气，那就是他的全部世界。当美国大学的录取通知书寄到家时，他的父亲一定懊悔极了：他会接受美国教育，然后迷茫失落，忘记回家的路，或者更糟糕，不想回家了。

我差一点要告诉同伴们这个令人心碎的移民故事。那个夜晚，它一直萦绕在我心头。但最终我没有开口，一直沉默到最后。

27岁那年，我认识了一位先生，姓名未知。我处理了他的尸体，将他切开又整理回去。我想从那天起，我在执业生涯中犯下的任何一个疏忽，都将是对他的不敬，而所有的成功，都是得益于他——我的第一位病人。他把自己毫无保留、全心全意地交给了我——现在，该把永久的安宁偿还于他了。

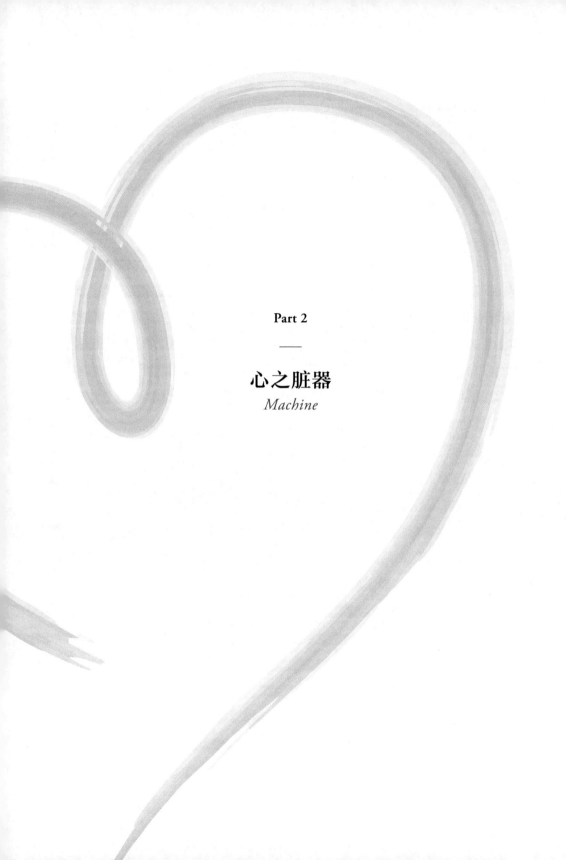

Part 2

———

心之脏器
Machine

离合器

打开这颗跳动的心！

心若破碎，便再无生机。

——加布里埃尔·法罗皮奥，16 世纪解剖学家

在专科培训开始时，我们对于心脏的认识并没有什么特殊之处。除去各种隐喻，心脏在病理学中大多表现为一种复杂的泵式结构。2001 年 7 月 1 日，在纽约贝尔维尤医院大礼堂举行的报到会上，我们12 人身着白大褂，听教职员介绍将来一年所要学习的无数种技能。心脏超声部门的主任伊萨克·艾布拉姆森滔滔不绝地讲着心超的许多用途，包括无创诊断等。这位保守又乖戾的以色列医生穿着一件旧花呢夹克，不时显得有些暴躁。20 世纪 70 年代，艾布拉姆森作为主要创造者，和两个医学生一起发明了多普勒超声心动描记术，多年来载誉满满。他曾经对我说，"山姆，我希望这些家伙意识到自己不值一提，这样我就不用费神去记他们的名字了。"艾布拉姆森有着坚定的原则

和罕见的智慧，那天，他分享了自己最喜欢的一句话："压力使一切不同。"在那个学期，他鼓励我们思索血液流动、肺充血以及人类事务等各种问题。

坐在艾布拉姆森身边的是他的助手们：大卫·阿什，严肃的心超部门副主任，把自己看得几乎和他的上级一样重要，因为他们一起工作，共享荣誉，因此自视甚高；辛迪·菲尔德曼，教学组中唯一的女性，个性幽默，夸张的蓝色眼线使人时常忘记她是如此出色的一位医务人员；还有理查德·贝尔金，精明的项目主管，除非实在没办法或是影响到他的前途了，才会理睬一下我们。

电生理学家们坐在前两排。部门主任罗伯特·德雷斯纳讲述了射频消融的神奇，这种通过导管沿着静脉进入心脏的射频可以消除许多常见的节律异常。助手米奇·夏皮罗坐在他身边，夏皮罗是位个性强而又接地气的男人，蓄着整洁对称的小山羊胡，言谈间隐约露出犬齿，常以直率的名义说脏话（"'在我心里'是什么意思？'在我该死的心里'算不上合法证据。"）。举手投足间令人联想起一头拳师犬。他们的同事，科研人员代表吉姆·哈沃德坐在最边上，很有可能又在思索那困扰了他好些年的细胞离子通道实验，毕竟连他自己也搞不懂究竟在做些什么。

心脏导管室的主任席德·福克斯发表了最后讲话。他有些古怪，在医院聊起他那间被许多火车模型占满了的小公寓。他长了一张弯眉细眼的面孔，像极了电视系列剧里的长胡子阿特·卡尼。"别介意我同事们说的，"等众人都介绍完各自负责的部门之后，他总结道，"归根结底，心脏问题大部分都是管道问题。"

这些风格迥异的前辈医生们令我十分崇敬。虽然我不确定和他们有多少共同之处，但我希望自己能够像他们一样博学。我的祖父壮年猝逝于心脏骤停，给我父亲、兄弟姐妹包括我自己，都带来了难以磨灭的影响，这冥冥之中指引着我选择了心内科。心脏领域的快节奏令人兴奋，与心脏"怦怦"搏动的节律不谋而合。在高负荷训练的同时，能给病人带来帮助也是一种快乐。心内科医生不像神经病学医生，面对的都是一堆让人束手无策的诊断，我们拥有半个世纪以来高速发展的各项前沿医疗技术。这是一场暴风式的革命，冠状动脉搭桥手术和冠状动脉支架植入术、植入式起搏器与除颤仪的发明显著地延长了人类的寿命。各种炫目的技术层出不穷，其复杂程度连许多医生也难以完全掌握。一位在治疗糖尿病、肾衰以及贫血等疾病方面经验丰富的医生，在遇到哪怕一点点异常的心电图表现时，也需要向心内科医生咨询。心脏疾病的突发性和快速进展超越其他任何人体器官，因此哪怕是最老到的医生，也不得不小心万分。对我来说，心脏专科培训简直就像个会员制俱乐部，我不可思议地获得了它的入场券。

·

　　当然了，我像所有的新手医生一样，有些不知所措。心内科医生擅长处理紧急情况，时常处于压力之下。神经科学中有个概念叫作反射弧，即在有生命危险的情况下，人会做出下意识的反应——比如当看见前方的红色车尾灯在闪时，你的脚就会自动挪到刹车板上。现在的我，一个培训中的心内科医生，恐怕需要一条崭新的反射弧了。

　　2001 年的夏天，专科培训刚开始的那几个月，空调坏了，我有好些夜晚在客厅里来来回回地走着，努力背诵各种心脏急重症的处理办法，腋下都湿透了；在医院时也是，时时都在背书。我时常想起在圣路易斯医学院的经历，那是三年级，第一次到大内科轮转的时候，带我的是心内科的大卫，他十分自信，能干而又敏捷，在压力下反而更加出色。

一天下午，我们团队被呼叫到心脏监护室（CCU）。詹姆斯·阿尔伯特因剧烈胸痛数小时而入院。他 50 出头，一身刺青，是那种你超级不想在深夜的停车场遇见的家伙，但此刻他正痛苦地呜咽着。他不停地上下捶打胸部，似乎这样能减轻一些疼痛，很显然，是心脏病发作。几大危险因素俱全：高血压，高血脂，吸烟史。他的心电图和血检显示心脏低血流量，当时他做了哪些体检我已经忘记了，不过类似这样典型的心脏急症很少有诊断意义的阳性体征。

一两小时后，我们退回到心脏监护室，阿尔伯特已经痛得不停打滚，血压直线下降。大卫让护士又拉了一张心电图，让实习生进行桡动脉介入准备，接着又要了接呼吸机的气管套管。"检查血压。"他对我说。

作为医学生，我一共没量过几次血压，基本都是在同学身上操作的。我小心翼翼地把袖套裹在阿尔伯特的左臂上，然后开始充气，再缓缓降压，边用听诊器听着他的肘部。"100/60。"我答道。

"检查另一只手臂。"大卫说，一边用碘液为阿尔伯特的手臂消毒以备动脉管路。忙乱中更多的人来了。我把血压计裹上病人的右臂并迅速充气，可松开时，什么声音都没有。我想肯定是哪里做得不对，又测了一遍，还是没有，肯定是别人挤到我或是噪音什么的，我心说，只好耸耸肩让它去。一瞬间我想告诉大卫让他自己量下血压，但他正忙着更重要的活儿。于是我干脆退到一旁，不然也会被挤到边上去。

次日早晨，大卫在查房之前抓住了我。他脸色苍白地说，"那个病人是主动脉夹层。"CT 显示了从腹主动脉一直到心脏的螺旋状裂口。"夜班的住院医生发现的，"他说，"他注意到两臂之间有动脉搏动的差异，右侧没有血压。"

我默默听着。脉搏短缺是主动脉夹层的典型标志，但那个喧哗的下午我却有意无意地略过了它。当时我本想要告诉大卫我发现了血压异常的，可最后却选择了沉默。阿尔伯特的夹层现在更严重了，外科医生们说手术效果可能会很差。8 小时后，他死了。

接下来的好几个星期，我都难以原谅自己，我感到对阿尔伯特的死负有某种责任。假如那天我们及时发现了夹层，说不定他就能活下来。最后我只能对自己说，他的死并不是我一个人的错。但我对心脏病的恐惧丝毫没有减轻。

·

心内科专科培训第一年，半夜被叫起来最有可能是需要你做一个心脏超声，即使用超声探头来探测心脏的情况，这是住院医阶段没有的训练。需要做紧急心超的理由有很多，最常见的是排除心包填塞：液体积聚在心脏表面的囊膜——心包中，挤压心脏因而造成充盈困难。这是一种致命的情况，液体或血液的迅速积聚会很快导致心脏停搏。如果心脏不能正常充盈和排空，那么血流和血压就会骤降，导致机体休克（被钉在十字架上的耶稣，很有可能就是死于被罗马士兵刺破心脏后导致的心包填塞）。1761 年，意大利解剖学家乔万尼·巴蒂斯塔·莫尔加尼就提到了心包出血导致心脏受压引起的危险。他注意到，心脏表面冠状动脉破裂出血，会使得血液填塞心包，压迫所有腔室。危险程度取决于液体积聚的速度。心包就好像一个气球，当你吹气球的时候，必须克服它橡胶的张力，第二次吹会比第一次更容易，因为橡胶已经被拉伸过了。同样的道理，液体的缓慢积聚会使心包包膜拉伸，使它变得薄而易于延展，同时保持空间内较低的压力。另一方面，心包拉伸之前的快速充盈会导致压力骤增，使得心脏腔室受到挤压，血流量减慢。这时候需要从胸部放一根针进去，直探心包包膜，引流减张，这是我从没做过的。[1]2001年的那些夏夜，我在客厅里踱着步，突然想到心包填塞和我的第一个夜班之间有种古怪的联系，相互呼应。我知道我会越来越适应急诊的强度，随着经验的逐渐累积，我终将变得自信和勇敢。不过在那之前，我很担心自己负责的病人会一命呜呼。

　　资深医生提醒我们，外科医生会在各种看似毫无必要的情况下要求心脏超声检查。比如术后病人出现轻微的血压下降时，他们会以心超来排除心包填塞，或是肝细胞酶水平稍有升高，外科医生会考虑是不是出现了肝门静脉阻塞——根本不可能！——以及排除心包填塞。有时你询问病人的生命体征，然后发现心律血压都正常，外科医生——这些夜班中精神紧张的家伙们——只好承认是为了以防万一。这种情况下，他们还会假意怂恿我们拖延检查，"哥们，要不明早再做吧？"——要是没有立刻拒绝，可是会被炒鱿鱼的。

　　大多数夜晚没有什么凶险的情况，寻呼机响起的次数只是让我保持清醒而已，我不安地躺在床上，双脚摩擦着等待急诊电话。每次困意袭来，意识将要陷入沉睡之际，炸弹（寻呼机）就响了，也不知道它已经哔哔响了多久，总之真正的夜晚开始了。我赶紧起床，轻手轻脚地不吵醒妻子索尼娅，迅速把意识拼好装回脑袋，踮着脚尖走到客厅回电话。

　　我的第一个急诊电话是心超检查，病人是乳腺癌手术后发生急性

---

1 心包填塞是一个"最后一滴"理论：心包内的少量液体会引起血压骤降。幸运的是，它也是一个"第一滴"理论：去掉一小部分液体，就能恢复血流和生命。

气促的女性。我边出发边质疑这个急诊——病人的生命体征如何，低血压发生了多久——不过电话里外科医生的语气告诉我，还是闭嘴赶紧去吧。于是我匆匆换上洗手服，抓上听诊器，把 20 美元、圆珠笔以及医院胸牌一股脑儿塞进衣服口袋，跑到街上打算拦辆出租车赶往市中心。

凌晨 3 点正是老鼠出没的时候，这玩意儿哪怕有一只从人行道上的垃圾桶里蹿出来，也能把人吓得够呛，所以我站在了空旷的马路中央。街道两旁的商店卷闸门紧闭，零星亮着几扇窗。伴着尖锐的刹车声，一辆疾驰的出租车停在了我面前。我们沿着富兰克林大道一路飞驰，穿梭在高架桥和隧道之间，混凝土墙壁向我袭来，都市的夜幕投射在仪表盘上，光影交错间好像培养皿上斑驳繁殖的菌群。远处罗斯福岛上高楼林立，灯火点缀其间，前方是布鲁克林大桥和下东区的烟囱。记忆中，第二天早晨我给艾布拉姆森医生看了各种不同的超声图像。当时我有记得怎么调整滤波器和扫描速度吗？艾布拉姆森，心超科的主任，可是相当严厉的，有一次他在晨会把一个第一年的专科医生问得直接晕倒在了地板上。

司机把我放在贝尔维尤门口的停车场。这儿的老鼠块头更大，像风吹落叶似的不知道什么时候就会冒出来。医院的哥特式尖顶直入无云的天空，我抬眼一望，难以想象，等待着我的是什么样生死攸关的局面。入口两旁摆着床，四仰八叉地躺着些黑夹克时髦青年，嘴上钉着唇环的那种。大堂里的空气又腥又熏人，我快速把胸牌在那个高大的保安面前晃了晃，推开二楼心超实验室的门，抱起一瓶超声耦合剂和庞大的西门子超声仪器，沿着狭窄的过道走向外科重症监护单元。

凌晨三点半是个尴尬的时间，晨昏未明，半梦半醒的节奏，让人打不起精神来。可一推开外科单元的两道门，另一个世界倏然展现在我面前：灯光频闪，铃音不绝，加上亟待拯救的灵魂们，简直和赌场别无二致。难眠的家属们徘徊在门廊中或是坐在病床前，空气里是刺鼻的消毒剂味和滑石粉末。我瞟了瞟会议室，想看看外科同事们在不在里面，桌上散乱着病历纸、X光片以及昨晚吃剩的食物，没人。我笨拙地转向护士站，一位年轻女士正敲着键盘，忙得没空抬头看我，直接指了指房间角落的单元。

好不容易，我把超声机塞进了病床和尖叫的监视器之间的空隙。女病人强作镇定，竭力使自己看上去不那么恐惧，细软的短发像新发的草芽般紧贴着她的头皮，视线忽近忽远，像个受惊的孩子，但仍坚持说她没事。床旁的监护仪显示，她的血压糟透了。

血压迅速下降（休克）时，身体会从多种机制尝试进行代偿。自主神经会兴奋交感同时抑制副交感活动，加快心率，提升心输出量。肾脏对电解质和水进行重吸收。外周小血管收缩，以使血流从末梢返回躯干，从皮肤和骨骼肌回流到心脑肾等重要脏器。肺部气体交换受损，造成血液酸中毒，呼吸加快。

这些情况正一股脑儿地发生在她身上。黄色灯光下，她看上去面色森然惨白。心音听诊呈奔马律。她沉默着，因为没法儿同时呼吸和说话。当我把超声探头放在她胸口，她刚刚做了乳腺肿瘤切除，胸部还包扎着绷带，即便缺乏经验，我也能判断出她有大量的心包积液。心脏仿佛一只被关在狭小水塘的小动物，比如里希特实验中被关在水罐子里的大鼠，挣扎游动想要自由。右心室已经被挤得像块薄饼。害怕的事情果然发生了，我长出了一口气，反而感到轻松。我跑出去找外科同事，几乎是同时，他已经换上了无菌服，请我站到一边，协助超声引导进行引流。

护士将无菌洞巾铺在病人身上，主治医生打开手术包，病人在洞巾下停止了动作，她非常配合，或许是已经休克了。利多卡因局部麻醉起效后，主治医生将 6 英寸长的针穿入胸骨，在我的超声引导下调整方向，直探心脏。右心室几乎是紧贴着胸壁，仅有一层薄薄的心脏包膜和脂肪保护着它。我想起了解剖学教授说过的：当需要以针探入胸壁时，第一个碰到的结构会是右心室。仪器显示，导管尖端进入了心包，超声波经过反射，在屏幕上显示为白色的图像，好像朦胧黑海中沉入了一颗白色恒星。回抽针管，红褐色液体瞬间涌入塑料管内。主治医生把注射器从针头上拔下，血液淌了下来，他又将一根导管顺着针管插入，并在远端接上引流袋，迅速固定。几分钟不到，撤下洞巾时，我发现病人已经恢复了血色。因为肿瘤渗出的血性液体得以引流，她的血压基本恢复了正常。

如果晚了哪怕几分钟，比如去质疑外科医生的要求或是没打到车，病人肯定已经不治。外科医生表示非常感谢，他是个令人愉快的印度人，很巧，他小时候也接受过心脏手术（他拉下洗手衣的 V 字领，给我看他胸骨上端那一道淡淡的白色疤痕）。那天晚上我们非常愉快，像在教学医院常见的一样，一起搞定过吓人的场面之后，我们成为了好伙伴。那是我第一次经历活生生的心脏急诊，之后的好几个月，我没有质疑过任何一次心超检查的要求。

·

1950 年年初，在瑞典隆德大学，心脏病学家英奇·埃德勒和物理学家卡尔·赫尔穆特·赫兹共同发明了超声心动描记术。他们想到，如果超声波可以探测到 500 米以外的船只，那么或许也可以用在心脏诊断上，只要改变一下渗透深度即可，于是他俩跑去了造船厂学习声纳技术。他们做了一个模型探头，放在埃德勒的胸部，无法解释最开始出现的是什么，不过看上去应该是一颗跳动的心脏。1954 年，他们发表了第一篇心脏超声论文《使用超声探伤仪持续记录心壁运动》。1960 年中段，哈维·费恩鲍姆首次采用超声技术探测到了心包积液。很快，超声心动图被广泛应用于心包引流的快速定位和引导。超声探查成为了处理心包填塞之前的必要步骤。事实上，在我的专科培训开始后没几个月，心包填塞已然不是什么大事儿了。

在早期的手术室，由于心脏创伤的隐匿，心包填塞是一种非常危险的情况。危险同时也是动力，革命性的一天到来了，1893 年夏天，芝加哥普卫顿医院的丹尼尔·黑尔·威廉姆斯医生为创伤患者施行了心包引流，被认为是世界首例心脏直视手术。载入史册的病人名叫詹姆斯·考尼什，24 岁，在酒吧斗殴中遭人刀刺胸部，马车急救车载着他到医院时，鲜血喷涌。当时的诊断工具只有听诊器——X 射线还要等到 5 年后才被发现——威廉姆斯医生检查发现，伤口位于胸骨左侧，直冲右心室，起初他以为伤得不深，但当病人表现出嗜睡、萎靡以及低血压等心包填塞和休克症状时，威廉姆斯明白他必须采取行动了。

在描述这一历史性时刻之前，让我们来回顾一下威廉姆斯的生平，这实在有些乏善可陈。威廉姆斯的父亲是个理发师，在他 10 岁时死于肺结核，于是他被送到巴尔的摩的朋友家抚养。在决定学医之前，他从事的职业多数靠自学，包括各种稀奇古怪的鞋匠学徒、理发师、游船吉他手之类。他在芝加哥当了一段时间的外科学徒，然后在芝加哥医学院完成训练（后来在西北大学医学院），最终在南部开始执业，担任孤儿院医生，并成为史上第一个为城市铁路系统工作的黑人外科医生。祖先曾是奴隶的他加入了黑人平权组织，在它重组和未来更久的时间里一直为它工作。1891 年，他建立了普卫顿医院，这座三层楼的红砖建筑位于库克县，是全美第一家融合了不同种族医生和护士的医院。这家医院得到了社会改革家佛雷德里克·道格拉斯的支持，成为除了拥挤的慈善医院以外，另一个黑人病患能得到治疗的地方。

　　1893 年的这一天之前，心脏手术几乎从未在活着的病人身上实施过。[1] 今天，侵入性的心脏治疗处于医学的前沿地位，因此很难想象直到 20 世纪初，医生们对于心脏还是束手无策的。当时包括大脑在内的人类重要脏器，都已经能被施行手术了，只有心脏，宥于历史和文化的裹挟，这些偏见简直比心包还要肥厚。人们已经在动物身上尝试过心脏手术，1651 年，哈维也曾亲自将导管置入人类尸体的下腔静脉，但要在一个活人跳动的心脏上舞刀弄枪，依然被认为是不可能的。"心脏不像其他器官，它是无法承受创伤的。"亚里士多德写道，因为当时普遍认为心脏创伤是无法修补的。心脏内充满血，受伤时出血也非常快，看起来没法儿把它和循环血流分开以进行包扎。盖伦发现心脏受伤的角斗士很难活下来。"当心脏的某个腔室穿孔时，"他写道，"他们因失血过多当场死亡，尤其是左心室受伤的时候。"因此直到 19 世纪初，处理心脏创伤造成的心包积液和填塞的标准仍然停留在什么都不做或用水蛭来吸血。毫无疑问，90% 以上的病人不治身亡。[2] 尽管死亡率居高不下，一位杰出的维也纳教授和外科医生特奥多·毕罗仍然在 1875 年写道，"在我看来，心包引流这种手术，是非常接近某些外科医生所认为的疯了才会去做的事。"不过他还加了一句，"后世人们的情况或许会有所不同。"

---

1 有一些来自战场的零星报道，但很有可能都是失败的。亨利·达尔顿，一位不为人所知的外科医生，常被认为在 1891 年为被刀刺伤的病人实施了心包缝合，但相关报道很少。
2 1868 年，乔治·费雪分析了 452 例心脏创伤，发现生存率仅为 10%。

毕罗不需要等待那么久。19 世纪末，视心脏手术为禁忌的情况已经有所缓和。1881 年，布鲁克林解剖外科学会的约翰·宾汉·罗伯特宣称"心脏手术的时代将会到来，人们可以通过心包切口移除血凝块以及缝合心肌"。1882 年，德国医生 M. 布洛克透露，他缝合了被刀刺伤的兔子心脏，使它得以存活，并提出了将类似技术应用于人类的建议。纽约外科医生查尔斯·阿尔伯特·艾斯伯格报道，他的动物实验显示"哺乳动物心脏对手术的耐受性似乎要高于过去人们所认为的那样"。

他们中还有丹尼尔·威廉姆斯——一个胆魄超凡、技术精湛的家伙，他从不掩饰自己的骄傲，不懂谦逊为何物。后来在霍华德大学时，他因每周日下午的公开手术而名声大噪——"当时的黑人民众还不习惯由黑人医生来为他们进行诊治，因为没有足够的信心。"人类学家 W. 蒙塔古·柯布记录道。"许多人惧怕从医院门口经过，任何一家医院，"柯布补充，"对这种荒谬的恐惧，威廉姆斯医生迈出了最大胆和前所未有的一步。他敞开手术室的大门，让公众每周一次观看手术，'进来，仔细瞧瞧我们在做些什么，有什么好怕的吗？'"

当然，詹姆斯·考尼什可不是公开手术的好病例。1893 年那个闷热的下午，当威廉姆斯医生在病人胸腔上划开 6 英寸长的切口时，他自己也不知道会有些什么发现。肋骨的内侧面，一根撕裂的动脉流着血，威廉姆斯用羊肠线缝合了它。手术室热得像在蒸桑拿，助手为他擦去眉毛上滴下的汗水。正准备关创时，威廉姆斯发现刀伤比估计的要深，在心包上戳出了一个十分之一英寸直径的洞，来不及细想，他要了更多的线和针，小心翼翼地将心包上的洞缝了起来，针尖在搏动的心脏上起舞，好像一曲手术探戈。他发现右心室的薄壁上也有一个小创伤——在心肌上——已经形成了血凝块，没有出血了。威廉姆斯决定暂不处理它。

几天后,考尼什的创口裂开出血了,返回手术室接受了血块清除。最终,他的创口愈合了,并躲过了当时最常见的术后并发症——败血症。8月30日,伤后差不多两个月,他伤愈出院了。又经历了几次轻微的酒吧斗殴后,考尼什开始了普通人的生活,还比他的医生多活了12年。

现在我们知道,威廉姆斯并不是第一例心包手术的实施者。在他之前,很可能还有其他3位医生做过同样的手术,因为几乎没有报道,威廉姆斯不太可能知道,而且大多数病人在术后很快死亡。"有史以来第一例成功或失败的心包缝合。"正如威廉姆斯自己宣称的,他做到了历史上任何一位医生都没有做到的事:揭示了心脏其实是一个可以被修好的机器。他因此赢得了全世界的赞誉。尤其是他作为一个黑人,在黑人依旧受到歧视的时代,他的成就更显伟大。1894年,他移居到华盛顿,被总统格鲁佛·克利夫兰任命为自由民医院(为解放黑奴提供医疗服务)的首席外科医生。最后他又搬回了芝加哥,作为一位可敬的医生,1931年逝于中风并发症。

虽然威廉姆斯经常被认为是有记录的第一位施行心脏直视手术的医生,但他并没有在心脏内部动刀。他只是将心脏表面的心包膜缝合了。第一例成功的心肌缝合术归功于德国外科医生路德维希·雷恩,1896年9月9日,差不多是考尼什从普卫顿医院病愈离开3年后的日子,雷恩缝合了右心室上一道两厘米长的口子,伤者是22岁的法兰克福园丁威廉·贾斯特斯,他在公园散步时被刺中了胸部,警察发现时,他已经倒在血泊中。凌晨他被送到了法兰克福国家医院。尽管伤口指向右心室,医生却没有采取措施——毫无疑问,心脏手术的效果并不比祈祷更好。但很快,大量出血导致了胸腔积液、高热、每分钟

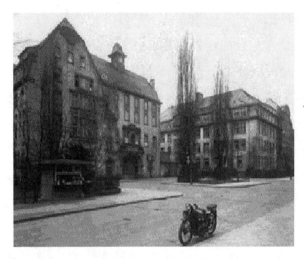

德国法兰克福，路德维希·雷恩成功施行首例心脏手术的医院（感谢《医学档案》杂志提供，no.1 [2012]：32-34）

高达 68 次的呼吸频率（正常的 6 倍）。樟脑、酒精、冰袋全部用上了，但贾斯特斯的情况越来越糟。那夜，他皮肤出现紫绀，脉搏细速，气促不已，雷恩医生终于安排了手术。

1849 年，雷恩生于德国奥尔什丁，和威廉姆斯一样，他经历了父亲（一位内科医生）的早逝，很早就和其他亲属一起生活。不同的是，当一个缝合心肌的机会出现时，他选择了去做。他沿着乳中线，在贾斯特斯的第四和第五肋间划开了 14 厘米长的切口，断开第五肋并向上弯起与胸骨相连，为手术创造空间。他在右心室上发现一道一英寸长的创口，随着心脏的收缩喷溅出血液。"心包打开后，一颗搏动着的心脏出血的景象令人惊奇，"雷恩写道，"我压着它以控制出血，但手指不自觉地从跳动着的心脏上滑落。"他把一根手指伸进创口，然后用 3 根丝线缝合了这个洞。"每穿一针，心脏就停止跳动，这令人非常不安。"他写道。但心脏很快"继续了它有力的收缩"。最后一针完毕，脉搏恢复了。雷恩将肋骨放下，对位缝合了软组织和皮肤，将胸部包扎起来。

在没有抗生素的年代，体温计上的读数犹如死神之镰。术后 10 天，贾斯特斯的体温高达 104 华氏度。脓液从胸部创口渗出，他得了败血症。雷恩返回手术室为他做了脓肿引流。高热问题幸运地解决了，一周后，贾斯特斯出院回家了。

6 个多月后，1897 年 4 月 22 日，雷恩在柏林的外科学术会议上发言，描述了这次手术，他宣告"心脏修复的可行性已经毋庸置疑"。"我相信这不会是个例，心脏手术会是未来的研究领域，"他补充道，"许多在过去被放弃的生命可以被挽救。"他在一本外科期刊上发表了手术的详细过程，用词谨慎而保守。仅仅 10 年前，名医毕罗还宣称"那些试图缝合心脏创口的外科医生不值得尊重"。惮于这些压力，雷恩表示，"我是被迫手术的。当时没有选择，病人就躺在我面前，流着血快死了。"

雷恩和威廉姆斯的手术开启了医学新时代，医生的手术刀终于划向了这个最著名和神秘的人体器官。医生们纷纷记下他们的发现。1899 年，德国外科医生萨尼塔·帕根斯特赫尔写道，"尽管已有的结果不错，但我认为心脏手术作为一种常规流程还有很远的距离。"1902 年 9 月 14 日，阿拉巴马州蒙哥马利贫民区的一间棚屋中，卢瑟·希尔在厨房摇曳的煤油灯下，成功救治了一名被砍 5 刀的 13 岁男孩，成为第一名成功缝合左心室创口的美国外科医生。1907 年的一次学术会议上，雷恩报道了世界范围内的 120 例心脏手术，其中 40 例成功，与上一世纪相比，死亡率降低到了原有的四分之一。几年后，德国外科医生鲁道夫·赫克尔记载，"自古以来，心脏一直被视为禁忌，是唯一一个无法触碰的人体器官，现在终于落入了外科医生的五指山。"

心脏外科的破晓时分到来之前，历经了长达几十年之久的将明未明。人们可以接受那些修复致命创伤的尝试，但若要切开心脏去修补瓣膜、凹陷的室壁或复位血管，他们则宁愿被这些疾病缓慢杀死。心脏手术的难点有很多，最主要的在于缺乏足够多的时间。G. 韦恩·米勒在他的权威著作《心脏王者》中写道，"打开一颗跳动的心脏会杀死它，血液的河流会在一分钟以内干涸。"为了阻止出血，就必须将心脏从循环中隔离出来，并在切开之前令其静止。但心跳停止哪怕几分钟，就会对大脑和其他脏器造成损伤。如何在心脏停跳后保持血液和氧气的循环？这是一个前所未有的挑战。心脏——自然终极的造物，会被人工赝品所取代吗？

发电机
昙花一现的交叉循环

> "让我告诉你。在亚特兰大有一个医生，他用尖刀划开了人类心脏——人类的心脏，"他重复着，身体前倾，"他从人的胸腔里取出它，攥在手心，"他摊开拳头，手心向上，似乎那颗人类心脏的轻微克重令他难以承受……"可是呐，关于这颗心，他并不比你我懂得更多。"
>
> ——弗兰纳里·O. 康纳，《你拯救的或许是自己》

2001 年平安夜，美国法戈。客厅一派平静喜乐，圣诞树和白色小枝扎在一起，像是灰色天空中的枝桠，门厅堆满了雪靴，男女宾客们正各自愉快地交谈着，就像我父母一直以来在北达科他举办的假日聚会一样。在我入读医学院之前，一家人都随父亲搬到了法戈，他在那儿担任遗传学教授的职位。厨房里，文尼·沙哈找到了我，这位心外科医生是我父母的朋友。他刚刚接到电话要去急诊手术，是个心内膜炎病人，是将左心房与左心室分开的二尖瓣的感染。急性心内膜炎是最致命的疾病之一。某些情况下，致死率从 20% 开始，每过一小时就上升百分之一到二。著名的加拿大医生威廉·奥斯勒爵士（他在美国约翰·霍普金斯建立了世界上第一个住院医师培训项目）评价急性心内膜炎"很少有比它更凶险的疾病"，并且"一半的诊断来自死后尸检"。沙哈医生放下盘子，问我愿不愿意和他一起去。处于心脏专科培训第一年的我，有什么可犹豫的呢?!

屋外寒风凛冽，我大口吸着气，给自己鼓劲，路面积雪打滑，我们就这样一路"滑"到了医院。冰封的世界里，孤零零地矗立着一座方正的平房。停车场已经铲了一条道出来，但停放着的车都被白雪覆盖，雨刮器也来不及放下，直直地指向天空。我们匆忙的脚步踩得路上的冰碴咔嚓作响，纪念品商店今天关门，一个年轻外科医生穿着洗手衣，外披厚夹克，站在门口抽烟，见我们来了，二话不说跟了过来。

平安夜里，二楼手术室显得有些古怪，因为真没人打算在那儿过夜。桌子歪歪扭扭，器械被凌乱地丢着，空气里弥漫着工厂关停的味道。工作人员有序走动着，但悄无声息，像是周六沃尔玛大卖场的夜班职员。一个洗手护士正在无菌台上装刀片，麻醉师在调节三通管和注射器，外科助理已经准备好了插管。唯一不和谐的是那位健壮的体外循环治疗师，他正坐在人工心肺机旁边的踏脚凳旁，翻着杂志。

病人躺在房间角落的床上，准备就绪，他苍白倦怠，看上去已经被夜间盗汗和虚弱疲乏折腾了好几周，他留着灰色的嬉皮长发，一对眼眸漆黑。肋骨快要从他的胸部穿透，像是自行车轮的辐条，迂曲怒张的静脉蔓入鬓角，和其他上了年纪的病人一样，他的皮肤布满了散在出血点留下的紫色静脉斑。超声心动图显示了心脏赘生物：感染物质形成的干酪样斑块附着在二尖瓣前后叶上，好像风中的旗帜，不停翻扑摆动。后叶已经被部分侵蚀，关闭不全的瓣膜使得血液部分返流回左心房和肺部，浸了液体的肺泡使他像一个缓慢溺水的人，喘不上气来。

沙哈和我向他介绍了自己。病人缓缓转过身，眼神游移着飘过我们。"胶水厂准备开工了吗？"他问。

更衣室，明亮的炽灯下，我把换下的衣服叠好放进储物柜，穿上绿色洗手服，就是 6 年前在圣路易斯解剖实验室时穿的那种。在金属洗手池，沙哈和我用褐色碘皂洗手，一直消毒到肘窝。沙哈用一种低仄、似有所指的语气严肃地对我说，"这个病人很严重，"尽管在我看来这事实再明显不过，他边说边踢了一脚铝板，让水流停止，"如果不手术，他活不过今晚。"我默不作声，这是我第一次直面心脏手术，有些不知所措。不知道应该提些问题以学习，还是站远些以免碍事。

回到手术间，我们穿戴好了手术衣、手套和口罩。手术间里一片灰色、米色和蓝色，手术帽的颜色则是各种各样。沙哈架上他的双目显微镜，像个对着放大镜的珠宝匠人，他是个英俊的男人，身材颀长，一头整齐有型的黑发，像个宝莱坞男星，歪戴花纹贝雷帽的那种。"站我边上，小心别碰任何东西。"他边说边抓过消毒灯罩，调整它的方向。

麻醉插管完毕，病人平静地躺着，各种线管缠绕交错着从插桌上经过。手术即将开始。

沙哈在胸骨表面切开皮肤，一排细密的血珠随即涌出，接着形似熨斗的电锯"嗡嗡"，胸骨整段被线型锯开，一根小血管破了，眼疾手快的助手马上凝住了它，电刀上冒出一缕蛋白质变性后的烟。用不锈钢撑开器分离胸骨两端后，胸腔内术野暴露，可见黄色脂肪和粉红色肌肉。左手拿血管钳右手握刀，沙哈将灰色的心包仔细切开。心脏正自由起舞——我想起圣路易斯那些炎热的日子，眼前这不可思议的景象和当时那干瘪发灰的尸体心脏是多么的不同啊！这颗活泼的心脏是粉色的，像未经烹煮的鸡肉，有那么一瞬间，仿佛房间里的一切都静止了，只有它在跳动。聚合导管被迅速置入右心房和主动脉，它们将和心肺机一起建立循环，以维持病人的生命。

心肺机是一个米色的箱体，大约有小冰箱那么大，操作台上的各种刻度表和管线令人眼花缭乱。净化用的盐水已经预先灌注好，沙哈用软管将机器和导管连接在一起，并告诉灌注师可以打开机器了。不可思议的景象再次发生：心脏继续收缩，但生命之血却转而流入了那台人造装置。它仍在搏动，但力度和速率降了下来。对我来说，一生之中时常在担忧心脏会突然停止跳动，生命因而终止，眼前这颗像漏了气的泡泡般的心脏，它的每一次战栗，都像是在把恐惧传递给我，生死，一线之隔。

沙哈用阻断钳夹住主动脉，阻断心脏血流，然后向主动脉内注入冰的含钾溶液，高钾会使心脏停搏，监视器上的心电图马上变成了一条直线。为了进一步冷却，沙哈把冰水直接倒在心脏上。现在，心脏已被隔离出来，心肺机控制着病人的循环和氧合，沙哈的刀刃突入了病变的心脏。

·

今天平安夜手术的实现，要仰赖许多关键性突破（大多数属于美国）。其中最伟大的要数心肺循环机的发明。用医生兼作家詹姆斯·勒法努的话来说，它是"人类最狂放和成功的壮举之一"。（译者评：媲美登月，还有什么是人类不敢想不敢做的？）最初的设想来自费城外科医生约翰·吉本，但自1930年开始，几乎花了25年的时间才得以付诸实现。原因之一是大萧条时期的经济低迷，紧接着又是第二次世界大战，同时不可避免地受到传统观念的裹挟，尽管人工肾脏已经毫无悬念地投入使用，但是心脏，自人类文明伊始，便始终占据着极其特殊的地位。一台人造机械，如何能取代灵魂之器？

　　然而没有这机器，心外科医生便无法施展拳脚。当停止心跳以施行手术时，倒计时也开始读秒。失去心脏泵出的富氧血液，大脑和其他重要脏器会在 3—5 分钟之内发生不可逆转的损伤。而大多数先天性畸形的心脏需要至少 10 分钟来修复，大脑无法承受这么久的停止泵血。因此几乎所有外科医生都认为这种手术是不现实的，除非有一种可以在关键时刻取代心肺功能的机器。

　　20 世纪最富创新精神的医生之一——C. 沃尔特·利乐海对此秉持乐观主义态度。他生于美国明尼阿波利斯，从小就爱捣鼓手工，十几岁时，父亲没有给他买想要的摩托车，他便用多余的零件自己打造了一辆。这颗机械师的心延续到了他的外科生涯。他在明尼苏达大学米勒德楼的阁楼有一间很小的实验室，恰好只能摆下两张手术台、一个槽和几个氧气罐。遵照上级欧文·华伦斯汀的指示，他把这里改造成了外科发明中心，利乐海创造出了外科史上最匪夷所思的设想：交叉循环控制法。

　　利乐海的灵感来自于哺乳动物母体和胎儿之间的血液循环。胎儿生活在羊水中，还无法通过呼吸来获取氧气，其血液必须先分流进入母体，交换氧气和代谢废物然后返回自身。这是如何做到的？是否可以应用到心脏手术中呢？当一只动物（"受体"）的心脏停搏，与循环分离时，使用另一只动物（"供体"）来对前者的血液进行氧合处理，再令其返回。这看上去挺简单，避免了使用机器。在利乐海的早期实验中，啤酒软管和牛奶泵将两只麻醉后的狗的循环系统相连，将等量的血液分别泵入两者，这时还没有气泵。受体狗的胸腔敞开，心脏的入路和出路血管均被钳夹，肺部塌陷，牛奶泵将它的蓝色静脉血泵入供体狗的心脏，红色的富氧血液便沿着动脉回到了受体狗的胸部。这样，当受体狗的心脏停搏时，供体狗就成为了它的体外心脏和肺。

起初，利乐海和同伴们面对复杂的循环装置，犯了一些安装错误，因此当麻醉醒来时，实验狗发生了脑损伤。但几次尝试之后，他们成功了，受体狗和供体狗均安然无恙地醒来了。实验结束后，狗被施行了安乐死，显微镜下检视表明，交叉循环对两者的器官均没有损伤。受体得到了足够维生的血氧，供体自身的循环也没有受到影响。没过几个月，利乐海又在训练有素的狗身上重复了实验，包括同事家的纯种金毛犬，30 分钟的交叉循环后，它们仍能遵照主人指示和平时一样玩闹。

1954 年，利乐海和他的团队已经在逾两百条狗身上进行了实验，他们十分迫切地想在人身上试一试，尤其是修复先天性的心脏缺陷。当时在美国，每年大约有 50000 个这样的婴儿出生。（即便今天，在美国，每隔 15 分钟就有一个有心脏缺陷的婴儿出生。）大部分是硬币大小的房间隔或室间隔缺损，导致富氧和低氧血液混杂，从而引起发育不良、缺氧、昏厥甚至猝死。20 世纪 50 年代，这些患者是病房的常客，常见的是他们坐在床沿，身体前倾着呼吸，下肢如树干般浮肿，黄白色的液体（充血性心力衰竭的后果）从皮肤渗出，流入地板瓷砖的裂缝。他们时常伴有颌面畸形，因为心脏缺陷通常与唐氏综合征等异常并存。他们也承受着严重感染的折磨，有一半活不过 20 岁。简而言之，心脏残疾使他们命运多舛，预后比儿童癌症更坏。曾有名医宣称应该有什么方法来治疗这些心脏缺陷："水管工应该会维修管道。"但心脏手术在很长一段历史中，一直是禁忌。

　　尽管需求明确，但利乐海的提议依然冲击着人们的道德：使用一个活人为另一个人进行循环，这可能会成为历史上第一台同时杀死两个人的手术。设想一下，把一个健康人麻醉后作为维生装置，同时将另一个人的心脏停跳，切开然后修复，这违背了大多数医生的底线，他们无法接受。尽管如此，也没有心肺循环机器，利乐海不顾同行们的激烈反对，继续一往直前。

　　利乐海有一点很特别：他是个癌症幸存者。在住院医训练的最后一年，他被诊断出得了一种致命的颈部淋巴肉瘤。正是他的上司华伦斯汀为他做了十个半小时的手术。利乐海的活检结果早在几个月前就明确了，但华伦斯汀一直等到他完成训练，毕业之前的几天才手术。术中，整个团队将肿瘤、胸颈淋巴结以及其他邻近软组织一并切除，几个月后又进行了探查手术，显示没有复发迹象。

　　正是这一段经历，使得利乐海对于死亡的认知超越于其他医生之上——他无所畏惧。他得的淋巴肉瘤 5 年生存率为 25%，因此在职业生涯的早期，利乐海像是奔跑在绝壁边缘的人，随时准备好了跌入深渊。生命中的绝望点燃了他的一腔孤勇，不论还剩多少日子，他都要攻下心脏直视手术。他勇于创新，实践未知，哪怕成功的希望渺茫并且花费高昂。这时华伦斯汀又伸出了援手，他为利乐海的创举提供了时间和资源，像父亲般保护着这个脆弱的孩子，并且深信利乐海会是他众多弟子中最有希望摘得诺贝尔奖的那一个。

　　除了交叉循环以外，心肺机是另一种选择，至少适用于简单的心脏手术：降温，减慢代谢，从而减少机体对氧气的需求。温度降低 10 度，大部分化学反应都只有一半的速率，包括细胞代谢，所以有记录显示，困在冰面下 40 分钟的人依然可以幸存。加拿大医生威尔佛雷德·比奇洛施行了第一例低温手术，他于 1950 年在丹佛的学术会议上报道。比奇洛将实验狗麻醉后在冰浴中降温，开胸并钳夹心脏血管，阻断血流，然后松开钳子，缝合，升温，醒来后的狗没有发生永久性脑损伤。后来他还发现猴子对低温的耐受性比狗更好，在 68 华氏度时，猴子可以中断循环 20 分钟而不造成脑损伤。[1]

1952 年 9 月 2 日，第一例成功的人体"冰湖"法由利乐海的同事约翰·路易斯在明尼苏达大学实施，路易斯使用低温法为一位患房间隔缺损（左心房和右心房之间的一个小洞）的 5 岁女孩进行了治疗。此时距离路德维希·雷恩的首次心肌缝合，已经过去了半个世纪。杰奎琳·约翰逊的心脏肥大，她自己却是个孱弱瘦小的女孩。甫一出世，医生便宣告她至多只有几年可活，此后的大部分人生，她都因为反复发作的肺炎而病弱不堪。面对让人如此悲观的预后，父母决定让路易斯团队来尝试为她手术。

路易斯采用冰乙醇浴来降低杰奎琳的核心体温，花了好几个小时，体温计的读数从 98.6 降低到了 79 华氏度。然后立刻用止血带阻断她的主要动静脉，隔绝心脏血流，使之变成几乎无血的一个器官。此时她冷冻的身体内没有血液在循环，路易斯用刀片割开了她的右心房，小心避让冠状动脉和重要结构，找到那个硬币大小的洞花了他 3 分钟的时间，又用了两分钟不到，他就缝上关闭了它。为了检查效果，他向心脏注入盐水以确保没有渗漏。确认完毕，他松开了止血带，心脏悠悠恢复了跳动。路易斯的手放在胸腔内按摩心脏，期待着，一两分钟后，心脏开始加速。又过了一小会儿，路易斯用室温水温暖女孩的身体，水槽是从希尔斯·罗巴克百货店购买的。尽管术后

---

1 降低体温还被尝试用于治疗转移性癌症、白血病、精神分裂症以及药物成瘾，但收效甚微。

还发生了些小问题，但杰奎琳都克服了。11 天后，她回家了。那个月底，她已经和学校的其他女孩一样健康活泼。

华伦斯汀和整个部门得到了广泛的赞誉。"'深度冷冻'的女孩心脏迅速康复"，《纽约时报》头版刊发了这一标题。明尼阿波利斯论坛报争相报道"在平静中向活人心脏举刀，医生终于拥有了长久以来所寻找的方法"。活体解剖者吓坏了，还有位报刊主笔注意到了这项技术所牺牲的大量实验狗，评价"14 条狗换一个孩子是桩不错的买卖"。

但低温法仍旧无法解决所有的先天性心脏缺损，它仅为外科医生提供了一小段宝贵的时间，来保护没有灌注的大脑。5 分钟足够修复诸如房间隔缺损（ASD）之类的简单问题，但复杂一些的，如分隔左右心室间隔上的缺损而导致血流异常的室间隔缺损（VSD），同时也是最为常见的先天性心脏畸形，则需要更多时间，至少十分钟。因此，这部分病人依然被贴着"不可手术"的标签。

利乐海建议在这些孩子身上采用交叉循环，他向华伦斯汀请求完全的支持，但后者拒绝了。这项技术对人们来说太新了，华伦斯汀说，对脆弱的孩子们来说尤其危险。他正确地预见了假如孩子死在手术台上，他们的家长会有多么狂暴愤怒。利乐海坚持不懈，并把应用低温法修复 VSD 失败实验的报告给华伦斯汀看，但华伦斯汀不为所动，依然把第一个修复 VSD 的手术机会给了利乐海的竞争对手路易斯，路易斯的低温冷冻法很快接连失败，造成了两例患儿死亡，华伦斯汀终于把机会给了利乐海。

第一位病人是一个 13 个月大的男孩，患有 VSD 的格里高利·格力登，他和父母及 8 位亲人一起住在北明尼苏达，距离明尼阿波利斯约一百英里。他的父亲莱曼是个矿工，母亲佛朗西斯是个不幸的女人，一直承受着家人罹患先天性心脏病痛苦的折磨。格里高利的姐姐出生即被发现患有 VSD，三年半前意外死于梦中（清晨，佛朗西斯发现她躺在床上，没有了呼吸）。和姐姐一样，格里高利在医院的病床上度过了大部分时间，第一次开口说话，第一次自己走路，都是在孤独的病房中。1953 年 12 月，格里高利出现了持续高热和气促，于是儿科医生将他紧急转送到明尼苏达大学。他的体重只有 11 磅，比一只吃饱了的小宠物重不了多少，心脏有正常的两倍肥大，已经到了警戒线的程度，意味着随时可能发生循环衰竭。

明尼阿波利斯的心脏科医生安排格里高利入住明尼苏达大学附属心脏专科医院。检查证实 VSD 后，他们邀请利乐海进行了会诊，后者在米勒德阁楼里的创举让他们相信，也许这一惊世骇俗的方法将使可怕的 VSD 得以解决，挽救这个宝宝的生命。见过格里高利之后，利乐海提议，以相同血型的父亲莱曼·格力登为供体为患儿施行交叉循环下的 VSD 修补术。利乐海对格力登一家坦言相告，交叉循环此前只在动物身上实验过，但假如需要，他愿意为他们一试。格力登夫妇决定孤注一掷，这份签于 1954 年 3 月的知情同意书上只有一句话："我授权医生使用任何方法来为我儿子进行手术。"

今天，病人的自主和知情同意权在医院是不可或缺的，伦理正确高于其他一切，哪怕是为了病人的生命。在 1950 年代，情况还大有不同，医生并不怎么考虑病人的知情同意，而是像家长一样为病人做出他们概念中的最佳选择。但利乐海并没有那么独断专行，据说他本人极富同情心。也许与过去患病的经历相关，他了解病人的脆弱，懂得他们渴望从医生那里获得指引和保护的本能。尽管如此，作为医生的他也明白，这个孩子无法获得平常的生活，也没有其他方法能够帮助他，绝望的父母不愿坐以待毙，他们只希望有个医生来试试，做点什么。

同为人父，我理解格力登的痛苦。我仿佛看见在那个冬天的明尼苏达，一家人行驶在笔直的公路上，褪褓中的幼儿奄奄一息，远处是白色地平线。他们不曾从失去女儿的哀伤中缓和过来，又要面对即将失去另一个孩子的绝望。他们的心中满是恐惧——最坏的，痛失所爱的那种——却也伴随着勇气：去尝试，只要能给他们的孩子带来一线生机，无论多么渺茫，或许他就能得到平常人的生活，也为科学带来希望。

利乐海的经历提醒了人们一个残酷的事实：医学的创新和经验来自于病人，并且这种进步是曲线获得的。如何能在让医生获取经验的同时保护好病人，是今天仍需面对的难题。例如 1990 年初在英国布里斯托，一家医院开始为患有先天性大动脉错位的新生儿施行新的手术方法，此前采用的都是保守疗法，远期效果不佳，虽然新的手术方法最终获得了成功，但也付出了沉重的代价。起初几年，接受手术的患儿死亡率高达保守治疗患儿的好几倍。一位儿科医生记录道："前进的路途总有牺牲。"

震惊的人们要求叫停这一切，他们认为外科医生不应该对孩子做没把握的事。但这样的话，创新从何而来？每一次都是实战，没有演练。一项有益的创新，总会有人第一个吃螃蟹。

没人知道利乐海是否曾经为孩子们可能做出的牺牲纠结悲悯，他清楚地明白，为了获取经验，某些危险是无可避免的。但他低估了公众的抵触程度，明尼苏达医院内部也有人反对，手术前一天的那个下午，医学部主任塞西尔·沃森和儿科主任欧文·麦考利，联名写信给院长要求取消手术。一旦手术失败，失去的不仅仅是这对父子的生命，更会败坏全国第一家心脏中心的声誉。这是医院花了好些年才挣得的头衔，不能让一个年轻医生莽撞的行为抹黑了它。但院长雷·安伯格拒绝介入，理由是他不参与医疗事务，在事实上（原文为法语）给利乐海开了绿灯。

3月末的早晨，手术室外挤满了看热闹的人。格里高利宝宝躺在手术台上，紧紧抓着他的泰迪熊，在硫喷妥钠的作用下睡着了。气管插管后，利乐海迅速行动，在孩子小小的胸腔上做切口，劈开细小的胸骨，当核桃大小的心脏暴露，他唤来孩子的父亲莱曼，让他躺在3英尺外的轮床上。为免麻醉药物的毒性影响到孩子，莱曼仅被轻度麻醉。利乐海注视着他们，如果失败，便会就此葬送父子俩的生命。

利乐海亲自把塑料导管置入格里高利的身体，助手则将另一根放入莱曼的身体。静脉对静脉，动脉对动脉，通过史格马牛奶泵和不知名的啤酒软管，这对父子现在真正地血脉相连着。整个团队必须打起十万分精神：泵血少了，会导致格里高利的器官缺氧；泵血过多，又会造成脑疝和组织水肿。打开开关并确认没有渗漏之后，利乐海扎紧了进出孩子心脏的所有血管，将它与循环隔离，与此同时，莱曼·格力登的心肺运转着，维持着自己和孩子的生命——就像所有母亲为她的胎儿所做的那样。

13.5分钟后，恰好是低温法所能提供的时间，利乐海开始动手缝补格里高利胸腔内的蓝色小果实。他切开心脏外壁，驱血后的术野相当清晰，他很快找到了VSD，这种缺损可以有多种形态——单个小洞、裂口、连瓣一起翕动的膜，甚至瑞士奶酪般多孔的缺口——幸运的是，那天的病变是一个角币大小的洞，位于室间隔上方。利乐海用一打丝线将它缝补完好。

修补完毕，助手们松开格里高利上下腔静脉的止血带，恢复心脏循环。几乎是同时——出乎所有人的意料——小家伙的心脏有力地跳动了起来。医生们关上牛奶泵，分别为父亲和孩子关上创口。所有人都松

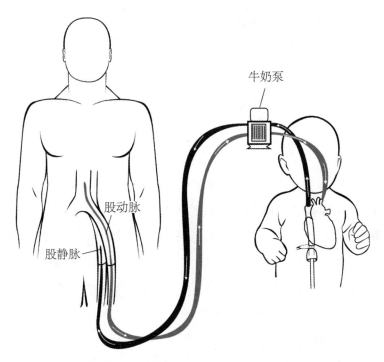

牛奶泵

股动脉

股静脉

利乐海首例交叉循环的回路示意图（利亚姆·艾森伯格，光洋设计）

了一口气，围到孩子身边握手庆祝。术后，父子俩被分别送入隔离病房，几小时后，利乐海告知母亲佛朗西斯，他俩已经醒来，一切顺利。

　　起初，格里高利的术后表现平稳，止痛剂的副作用使他昏昏欲睡，但胃口不错，进食了牛奶、小口水煮蛋和燕麦粥。揪心的是，肺炎发生了，用奥斯勒的话来说，这是"上了年纪人的老伙伴"。病情很快恶化，格里高利的嘴唇绛紫，呼吸急促，气道内充满血性黏液，最强效的抗生素也回天乏力，到最后，麻醉师不得不用皮囊将氧气压入他的肺里以维持呼吸。1954 年 4 月 6 日早晨，这次里程碑式的手术术后 11 天，格里高利的心脏停止了跳动。尸检显示他死于胸部感染，经过修补的 VSD 依旧完好。

利乐海没有气馁，两周后，他又为 4 岁女孩帕梅拉·施密特施行了 VSD 修补术，此前她已经在氧幕中待了一年。刚见到帕梅拉时，她正因肺炎而挂着青霉素。在四个半小时的手术中，她的心脏被循环隔离了将近 14 分钟。但这次利乐海成功了，帕梅拉和她的父亲（供体）完美痊愈了。

1954 年 4 月 30 日，利乐海在明尼阿波利斯召开新闻发布会，详细描述了他的交叉循环技术。他向公众展示了 VSD 的病理，并谈及第一次在格里高利·格力登身上失败的尝试。接着，他将坐着轮椅的帕梅拉推到了讲台上，这是个褐色头发的可爱女孩。记者们沸腾了，世界轰动了。《时代》周刊冠之以"勇气"。《纽约时报》则认为这"绝无可能"。伦敦《每日镜报》形容这一事件"离奇堪比任何一本科幻惊悚小说中的情节"。电视和报章大幅报道，全国都知道了帕梅拉，美国心脏协会则加冕她为"心脏女王"。

然而利乐海并没有忘记悲伤的过去，他依然记得莱曼和佛朗西斯·格力登。几周以前，因为买不起墓碑，夫妇俩将格里高利葬在了他姐姐身畔的一座无名墓中。5 月 4 日，利乐海给他们寄去了一封信。"虽然手术看上去一切顺利，可没能让格里高利安然度过围术期，我心中十分苦涩失望，"他写道，"但请允许我再次向你们致意，如果没有格里高利的手术，我们不会有勇气前行……对二位，我深表歉意与感激。"或许，这也是全世界都想说的。

1954 年的春夏，利乐海是世界上唯一一个能施行改良心脏直视手术的人。到访者络绎不绝，英国心外科医生唐纳德·罗斯这样描述利乐海的手术室："活像个马戏团。手术室宽敞的走廊里大概有 50 个人，忙进忙出……手术室里则乱糟糟地堆满了大大小小的管线。"但病人们的情况都非常好。

到了那年秋天，利乐海的运气却走了下坡路。7 例交叉循环，有 6 例以病人的死亡告终，还有一位作为供体的母亲发生了严重的脑损伤，原因是麻醉师不小心将空气注入了她的静脉。惊恐的同行们私下管利乐海叫"凶手"；没人受得了小宝宝的意外死亡。据传利乐海的回应是，"通向未知的从来不会是坦途"。

接下来的好几年，利乐海依靠交叉循环技术，修复着各种越来越复杂的先天性心脏缺陷。他从包括监狱在内的灰色地带招募志愿者，当白人不愿意为黑人患者做供体时，他使用了狗的肺来为那个患者氧化血液，患者当场毙命于手术台。

交叉循环失宠了，尽管它曾有成功的个例。"我们依然确信手术的益处……前提是不需要另一个健康的人来冒险。"外科教授约翰·吉本说，他在费城从事了 20 年心肺机的研究工作。20 世纪 50 年代末，利乐海本人也被禁止再使用交叉循环技术，至此，他经手的总共有 45 例病人，28 例长期幸存，40% 的死亡率，仍然低于未经手术的先天性心脏缺陷患者的预后。历史佐证，他的工作是成功的。

20 世纪 50 年代中期，心肺机的雏形建立，并做好了应用于人体的准备。"这是第一次，外科医生只需专注于手术，充分发挥他们最宝贵的手和眼的价值。"1951 年，著名外科医生克劳德·贝克在克利夫兰的凯斯西储大学宣告。这是一次技术的巨大飞跃，同时也需要同等体量上观念的更新：血液可以通过机器循环和氧化，说明人类心脏中并不存在什么神圣之物。

Chapter

5

——

泵
人工心肺机的发明

孩子们痊愈了，像常人一样顽皮地奔跑着，他们的父母欣喜快慰。在这奇迹面前，一切的艰难都是值得的。

——罗德·布洛克，伦敦盖伊医院心脏外科医生

20世纪50年代的美国，心脏病的影响就好比艾滋病在80年代：在临床和政治上主导着医学。每年有60万人死于心脏病。1945年，美国国立卫生研究院（NIH）在医学科研上的投入为18万美元，5年后变为460万美元。基于美国心脏协会和其他一些团体的倡议，很大一部分资金流向了心脏病学研究。1950年，杜鲁门总统提醒国民注意心脏健康，"每个人都须关注的迫在眉睫的威胁"，措辞严峻有如席卷欧洲的铁幕演说。

我很惊异，那么多心脏研究的进展发生在我祖父猝死后的那10年，有不少是来自明尼苏达，离法戈只有几小时车程，那个圣诞节早

晨，我正和沙哈医生一起在手术室。病人敞开的胸腔被无菌手术巾架着，好像打了孔的蓝色窗帘。沙哈沾了血迹的手指精准地移动着，每一个微小的动作都像经过编程一般笃定。手术开始后的 15 分钟，我们切开心肌，划开了左心房，整颗心脏一阵纤颤，血从切口淌下，仿佛泪滴。沙哈直抵中央，并在感染的二尖瓣上缝了一根牵拉线，一边示意我近前观看。瓣膜上的感染赘生物小而白，看上去像婴儿的牙齿般无害，难以想象就是它几乎夺去了病人的生命。

沙哈松了一口气，开始闲谈，他聊到小城、天气、和我父母的友谊、住院医培训，以及根据他的经验，老年病人比年轻病人反而有更强的求生欲，因为他们时日无多。他向我解释所做的每个步骤，希望我没有白白错过这个圣诞节。打开胸腔以后，我预想中会慢慢袭来的恐慌并没有发生。他把手指伸进一个出血的小洞，转身对我说，"我们要用生物瓣膜，而非金属瓣膜，因为对这个年纪的病人来说，长期抗凝治疗是不利的。"他的神情好像一个在等火车的人，我紧张地点点头，不敢相信在这么紧张的时刻，沙哈还有心情来教导我。他之所以能有这么宽裕的时间，要仰赖那台心肺机，如果没有它维持着病人的生命，那手术室里就完全是另一种氛围了。

·

对心肺机的发明贡献最大的是小约翰·希舍姆·吉本，一个胸怀宽广但又矛盾纠结的家伙。当在费城杰佛逊医学院的第一学年快结束时，他产生了改行的念头，想去当作家，那是他在普林斯顿读本科时就有的梦想。他的父亲则比较务实，说服了他先取得医学学位（很熟悉的建议），因为这"与写作并不矛盾"。吉本于是继续学业，3 年后

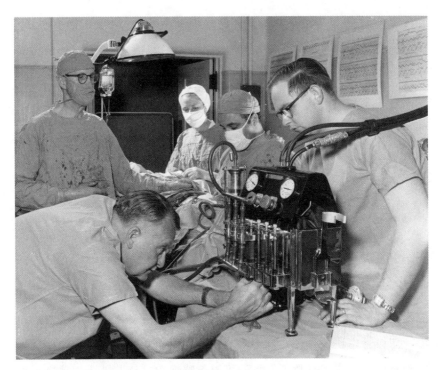

约 1954 年，早期心肺机（感谢韦恩州立大学沃尔特·P. 鲁塞图书馆劳工与城市事务部门提供）

取得了医学博士学位，那是 1927 年。

在波士顿城市医院实习时，他开始寻思"体外循环"。有天晚上，导师爱德华·丘吉尔让他负责一个病危的年轻女人，她在常规胆囊手术后发生了严重的肺栓塞。丘吉尔知道肺栓子切除手术（切开满是血的肺动脉清除血块）会引发致命的出血，但阻隔心脏血流亦不可行，缺氧状态下的大脑只要几分钟就会产生不可逆损伤。发明肺栓子切除手术的是德国医生佛雷德里克·伦堡，但在 1908 年，他的病人没有一例幸存。1912 年，他哀叹道，"总共 12 例，助手做的比我更多，但一次也没有成功。"同时代的瑞典医生贡纳·奈斯特龙注意到了这一情况，他说，"除非我们判断病人已绝无生还可能，才会选择手术。"[1]
因此，丘吉尔在这两难的情况面前犯了难。也许栓子会自己溶解或破碎，掉到旁枝小动脉内，或许其他部分的肺会代偿性地增加通气。他吩咐吉本密切关注病人，一旦她到了垂危的生死边缘，就通知他，说明天赐的手术适应症来了。翌日清晨，病人血压骤降并失去意识，吉本呼叫了上级。病人被匆忙送进手术室但死在了手术台上。（注：第一例成功的肺栓清除术发生在美国波士顿的彼得·本特·布莱海姆医院，1958 年 1 月 14 日，心肺机发明之后。）

吉本是个性格内向的人，更习惯待在实验室而不是与人相处，但那天，他在她身边落了泪。她的死亡，使他顿悟了某种感召。"在那个长夜，"他在 1970 年说，"无助地看着病人的血压越来越低，静脉越来越肿胀，我突然想到，如果可以持续地从静脉中引流那些蓝色血液，向血管内注入氧气并排走二氧化碳，将氧化完成的血液注回病人的动脉，她也许就有救了。我们可以忽略血栓，让心肺成为独立于身体其他部分的存在。"

吉本和他的研究助理兼妻子玛丽·霍普金森为此投入了一生的精力。他的导师觉得这野心也未免太大了，劝他换一个风险小些的项目。丘吉尔也认为他是在痴人说梦。回顾医学史，直到现在，斥资巨万、耗时多年的大课题都是不怎么受欢迎的。在这个发表或拒稿的世界，你得让自己的名字定期出现在杂志上。吉本的导师建议他从事一些可重复问题的研究，即对已有技术的优化，但不要想着去取代它们。

吉本作为医学科学家，有着一股不同寻常的愚人之勇，认准的事

---

1 1934 年爱德华·丘吉尔说，"尽管 10 例失败多少使我们有些沮丧，但在符合适应症的情况下，我们依然推荐伦堡手术。"

情就会一条道走到黑。他将 30 年的职业生涯全部投入了心肺机的研究，永久地改变了人类医学。

吉本面临的是一个工程问题：怎样从身体内抽取血液，在金属和塑料制成的机器内氧化并阻止血栓形成[1]，然后将不含气泡的血液泵回身体，灌注主要脏器。为此，他需要实验动物。起初，他和玛丽在波士顿的街道用三文鱼引诱流浪猫，将它们装在麻布袋里带回实验室。光是准备实验就需要好几个小时，他们一早就到了实验室，将猫麻醉插管，连上人工呼吸机。到中午，主实验开始了：从动物身上吸取血液，停止它们的心跳，将血液注入机器循环后回输到它们体内。无数次实验和失败后，吉本和玛丽确立了基本流程：结扎主要静脉，阻隔心脏血流；以每分钟半苏打罐的速度从头部静脉抽取血液；以一道细流将血液注入旋转的金属氧气筒，氧化血液，脱去二氧化碳；最后汇集到筒底部，加热，以气泵将血液注入动物的腿部动脉。气泵是吉本在医院边上的二手店以几美元买来的便宜货。后来玛丽提到，"当时在我们以为猫能承受的时间里，我们把肺动脉钳夹住，或许表面看起来一切正常，但超出我们预计的事情总在不断地发生"。

用吉本的话来说，那台机器是"由金属、玻璃、电机、水浴、电开关和磁铁等等……从各个犄角旮旯拼凑来的零件组成的，像个乡下商人般蹩脚可笑"。它在 20 世纪 30 年代历经数次更新，最终达到了三角钢琴那么大的体积，外表磕磕碜碜但是能用。30 年代末，他们终于成功地使猫和狗得以存活数小时，并且能在脱离机器的情况下恢复心肺功能。1939 年，吉本发表了论文《实验性肺动脉闭塞的生命维持》。

---

1 解决血栓问题的是肝素，这是一种稀化血液的蛋白，由约翰·霍普金斯大学的杰伊·麦克林在火蜥蜴的脑中发现，起初命名为脑磷脂。1920 年，动物实验证实了肝素具有抗凝作用。

后来他写道，"我永远不会忘记那天，我们拧上所有夹子，将肺动脉完全闭塞，全程以体外循环维持，实验动物的血压一点也没有改变。我妻子和我张开双臂拥抱，欢笑着在实验室里跳舞。"他补充道，"尽管今天心脏手术在全世界已经非常普及，这令我们感到极大的快慰，但在麻省总院的老布尔芬奇楼，和玛丽一起围着实验室跳舞的那一刻，是我生命中最无以复加的快乐。"

人类比猫要大得多，我们的血容量大约是猫科动物的 8 倍。于是吉本开始考虑怎样将他的心肺机应用于人类。1941—1945 年，他被征召为太平洋战场的战地医生，因此中断了研究。战后，吉本回到实验室，不少问题亟待解决。红细胞在泵里被压碎了，各种蛋白质、纤维和脂肪的颗粒，还有气泡导致器官损伤。更大的机器也是必须的，因为人类的血容量更大——从苏打罐到牛奶桶的差距。为了解决这些问题，吉本求助于 IBM 公司，它的老板托马斯·沃特森是他一个学生的岳父。在 IBM 工程师的帮助下，吉本重新设计了机器：添加滤网滤去血栓，扩大氧合器的容量，以及组装特殊的滚筒泵。战后恰是进行研究的好时机，大规模的政府和私人资金投向了计算机、核技术以及空间探索等方向。吉本的团队借势政治风向，以 20 年不懈的努力，超越了人类 30 亿年的演化。50 年代初，实验动物的死亡率已从 80% 降低到了 12%，吉本相信，将心肺机应用于人类的时机已经成熟。

吉本并不是唯一一个研究心肺机的科学家。1950—1955 年间，有 5 家医学中心参与这项竞赛，每家都是不同的设计原理。多伦多大学的威廉·马斯塔德发明了使用恒河猴肺来氧化血液的机器。底特律韦恩州立大学的弗雷斯特·多奇尔和通用电机的工程师们一起，建造了形似凯迪拉克引擎的一种心泵。在梅奥诊所，约翰·柯克林团队在吉本心肺机的基础上，改良设计了垂直氧合器（事实上它叫作梅奥 – 吉本氧合器）和滚压泵。明尼苏达大学，利乐海的同事克莱伦斯·丹尼斯，以访问吉本实验室时后者分享给他的手绘图为蓝本，制造了他自己的心肺机。丹尼斯后来成为了第一个在人身上使用心肺机的医生，病人名叫帕蒂·安德森，死在了手术台上。他的第二次尝试也失败了，因为助手没有注意到蓄水池已干，从而将空气注入了病人的动脉，致使她当即死亡。从 1951 年到 1953 年，有记载的在心肺机支持下进行心脏直视手术的共有 18 例病人，死了 17 例。

吉本构想了心肺机的雏形并投入了一生的精力，并且，他是第一个在人身上成功使用心肺机的人。几十年的动物实验后，吉本进行了他的第一次尝试，为一名 15 个月大的女婴施行房间隔缺损修补术，然而事实上根本不存在什么房间隔缺损，她被误诊了，一阵徒劳无功的寻找后，以悲剧收场（女婴死亡）。1953 年 5 月 27 日，第二例病人是一位 18 岁的女孩塞西莉娅·巴芙勒，她刚刚入读宾州威尔克斯大学，此前的 6 个月里，她因心衰而住院 3 次。她的 ASD 修补手术耗费了五个多小时，总共 6 位助手参加手术，重达一吨的心肺机进行了约 30 分钟的体外循环，吉本用棉线缝好了那个半枚硬币大小的缺损。术中出现了始料未及的意外：血液抗凝剂用完了，机器发生了堵塞，只能手动操作。当吉本将女孩与机器断开连接时，心中已不抱什么希望。但她那颗年轻的心脏却几乎是立即恢复了跳动，关创结束后一小时，她醒来了，并能遵照医嘱活动四肢。女孩顺利痊愈了，并在13 天后出院。她又活了 50 年，逝于 2000 年（恰好是我开始心脏专科培训的前一年），享年 65 岁。

《时代》周刊颂扬吉本"将美梦（心脏直视手术）成真"，他本人却十分低调，不希望出现在公众的视野中。当巴芙勒同意手术时，他才和她一起在心肺机前合了影，关于手术的论文，也只发表在了一本

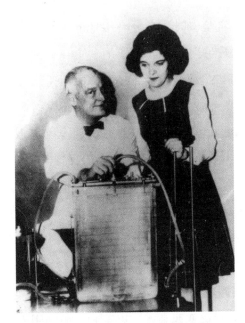

1963 年，约翰·吉本与塞西莉娅·巴芙勒在心肺机旁（感谢托马斯·杰佛逊大学特别收藏馆提供）

籍籍无名的期刊上——《明尼苏达医学》。

此后，吉本又进行了 4 次尝试，手术结果都不理想。尽管公众对他的研究赞誉无数，冠以毅力与勇气之名，但当 4 个孩子死于他的手术刀下，他失去了信心。他的性格与利乐海不同，后者从未被患者的死亡动摇过一丝前进的意志。但吉本不忍将年幼的孩子置于风险之中，哪怕这意味着放弃自己一生的事业。他决定暂停使用心肺机一年，因为这项技术还远未成熟，离安全使用还有很长的路。他再也没有做过心脏手术，让其他大学和企业接手了他的研究。1973 年，他在打网球时突发心脏病去世。

今天的心肺机大约只有小冰箱那么大。医院有专职人员操作。副作用依然存在：血细胞被金属和塑料装置夹碎，造成病人中风。一小部分病人在术后发生了不同程度的认知损害，例如记忆和注意力的缺陷，以及语言问题，发生率虽然不高，但也不容忽视，因为这种名为"泵头"的情况可以持续多年，并且常常无法逆转。造成这一情况的原因不明，可能与血栓和气泡，以及术中大脑灌注不足、主动脉内脂类物质的脱落、脑部感染等有关。

瑕不掩瑜，半个世纪以来，心肺机在心脏手术领域的进展中起到了不可或缺的作用，拯救了无数病人。50 年代初，心脏直视手术已经成为了灯塔标杆，喻示着美国医学的一路高歌猛进，吉本的发明更为其添砖加瓦。从 1955 年到 1956 年，心脏手术的死亡率从 50% 降低到了 20%，1957 年又降低到 10%。50 年代末，医生们已经能成功修补最复杂的先天性心脏缺陷。"1952 年，内科医生坐在床旁，眼睁睁看着那些先天性心脏缺陷的孩子们日渐衰弱，唯一能做的只有祈祷，"利乐海写道，"今天，因为有了心肺机，矫正手术变得很平常。"用一位作家的话来说，心脏成为了"外科医生的猎物"。

如果吉本的发明再早几十年，我的家族史就会有所不同，患有冠脉疾病的祖父很可能不会死于冠状动脉栓塞。唉，一直等到 1960 年，纽约布朗克斯的迈克尔·罗曼医生才成功地实施了第一例冠脉旁路移植（冠脉搭桥）手术。1967 年在克利夫兰诊所，雷内·法瓦洛罗施行了世界首例使用下肢静脉来进行的冠脉搭桥手术，这一标准术式一直沿用至今。今天，在心肺机的协助下，全世界每年有 100 万个心脏手术，每天 3000 个。

·

其中就有圣诞节在法戈的瓣膜手术。大约两小时后，沙哈终于剪开了感染的瓣膜，我全程安静地站在他身边，双脚越来越沉，不知道什么时候手术才会结束。沙哈飞针走线，用蓝绿相间的高泰克斯线（和我的冬装一个材料）穿过人工瓣膜的缝合环，固定住人工瓣膜。那是一团乱麻，像纠结缠绕的降落伞绳，拓扑空间的梦魇，但当他将新瓣膜沿着缝线组成的循环阵列向下推，缝线校直，瓣膜回到了正常位置。

完工后，他把手术台的头部放低，这样能使心脏中的空气逸出，远离大脑。体外循环师扭转刻度盘，降低心肺机的流速。沙哈取下主动脉上的钳子，血流沿着冠状动脉而下，冲散了令心脏纤颤的氯化钾溶液。心脏起初跳得孱弱而缓慢，几乎与呼吸机人工通气的节律同步。沙哈将胸部余留的管线撤除，助手以不锈钢线将胸骨关合。

结束了。为病人感到轻松的同时，我自己也松了一口气，总算能回家了。已经清晨 5 点，我快要站不住了，沙哈却着急了。病人的血压太低了，70/40，心脏并没有恢复所需的功能。和麻醉师商量过后，他将一个氦球泵放入了主动脉，以期升高血压。接着，他在病人身边的踏脚蹬上坐了下来，皱着眉等待。

我也等待着，有那么一小会儿，我期待有什么会发生，好让我们结束这个"夜晚"。但沙哈却仿佛没有看见我。我去更衣室换衣服，不知过了多久，一个护士将我从硬邦邦的长凳上唤醒，并送我回家。我们行驶在雪融了的路面上，一路轧着像混着土豆和肉汁的碎渣。太阳正在升起，道路两旁的树上积了一晚的落雪，足有几英寸厚。一到家，我感到整个人都散了架。

　　沙哈从未告诉过我后来发生了什么，但第二天，父母告诉我那个病人没能从手术室里出来。他的血压持续下降，球泵和静脉用药都不起作用，早晨 7 点，差不多是我们到医院后的 7 个小时，他死了，又一个心内膜炎的受害者，没能逃过"奥斯勒的杀手"。那是我职业生涯之初非常重要的一课。在过去的一个世纪里，心脏外科领域有了非凡的进展，但这个器官实在太脆弱，哪怕我们已经拼尽全力，有些时候，心脏病人还是难免一死。

核

X 线探路冠状动脉

当人们开始思索，心血管疾病可否被预防或延缓时，时代的伟大之处就体现了出来。除去食物、避难所以及停战，没有比这更重要的东西了吧。

——克劳德·贝克，《胸外科杂志》（1958）

2001 年，当我开始心脏专科培训时，贝尔维尤的导管实验室十分老旧，仿佛自从安德烈·库尔南和狄金森·理查德在这儿开创导管大业的时候起，就再也没翻新过。那是 1930 年，他俩开始研究能够测量心脏血压和流速以及血管造影的方法。墙壁剥了漆，光芒与灰烬里，卷轴胶片记录着血管造影——那会儿数字胶片还没发明，和他们在曼哈顿另一家大医院时一样。严肃的护士长罗达，还有她那些系着灰裙、眼皮耷拉的助手们——典型的二战时期人物形象。罗达从不透露她真正的目的，只在你犯错后大声斥责。在导管室的第一个月，我感到自己像个实习生——除了已婚，30 岁，以及是进入医学院第 7 年。要是我问起哪位病人需要术前抽血，罗达和助手们的反应就好像我是个傻子或是傲慢的家伙一样，因为那是她们的活儿，并且干了好多年了。再说，我凭什么指挥他们该做些什么？有太多事情要做：采病史、检查病人、X 光、抽血、知情同意等等。节奏超快，待办事项填满了每一分钟，唯恐疏漏了什么造成病人的损伤或是招来指责。于是我的专科培训分出了两条轨道：研究心脏，同时也查探自己的心灵——我究竟是由什么构成的？

导管室的主任福克斯医生统领一切，他吓人的目光使气氛更为紧张，还会倨傲地训诫下属们像他一样着装（蓝色洗手衣加运动鞋），谈及亨利·格林等不出名的小说家时，他态度傲慢。我第一次跟着他的时候，福克斯急速地讲解了面板的操作方法，那是一个键盘大小的装置，精巧地设有一溜开关，连接液体管线，是导管置入操作的神经中枢。他以不同的方式打开和观赏旋钮，冲洗导管去除气泡，向冠状动脉注入 X 线造影剂，看得我手都抖了。"不管做什么，"他轻敲着白色把手，"必须把旋塞阀打开，才能注入液体。"否则就会使巨大的压力在导管中积聚。一分钟后，他将导管推进主动脉，将它绕着主动脉弓旋转，然后用手指轻轻地将它插入右冠状动脉。"开始，"说着，他把桌子上下左右地移动，调到相机的最佳角度。接着踩上透视踏板，准备拍摄冠脉的图像。噼啪一声，像是点燃柴火时的那种，他喊道，"注射！"。我条件反射般地踩下踏板，释放造影剂。"停！"他大吼，"我告诉过你永远不能那么做！"我傻了，不明白自己做错了什么。他迅速打开导管上的阀门，释放导管内过高的压力。命令我闪远点之后，他把一只脚放在透视踏板旁，另一只脚搁在造影剂踏板旁，一个人完成了血管造影片。

　　这样容易多了。我真没想到，但确实如此。和蔼的资深专科医师卢卡斯给了我一块练习挡板，并系统专业地给我讲解了面板上的各种组合。我很快理解了这一流程，这是个手工活儿，熟能生巧的那种。我算不上手巧，不过几个月之后，我能自己完成一半的心脏导管操作了，感到前所未有的满足。操作有固定程式：铅制围裙，无菌手术衣，就像寿司会所大厨拥有精致手艺妥善处理各种设施。在病人腹股沟处注射利多卡因，麻醉起效后，找到股动脉穿针进入，红褐色血液瞬间充满针管。血液进出，溅在无菌台上（或是大理石地面上）。将导丝置入动脉，以手术刀划开，扩张软组织间隙以使导管进入。推进，持续推进。血在涌，别慌。导管沿着导丝缓缓进入，很快连接到挡板。好了，深呼吸，吸气，完成啦。

　　就像自发的心跳一样，导管置入是机械重复的，我们每天都要完成好几例。根据我的经验，依循操作指南都会有不错的结果，令人自信。回忆第一次时，那些机械的动作减轻了我的焦虑，为我提供了得以操作手术的冷静空间。在我插管时的几分钟，外部世界仿佛消失了一样，唯一需要关注的就是操作本身。在导管室，我成了一个实干的工匠，不仅仅是思考者。看着心脏里的塑料导管迅速停止了冲击，是所有人最震惊的事儿。

·

　　审视过往，向心脏插入导管之类的东西可以说是很疯狂的行为了。但在 1929 年 5 月的一个炎热的下午，在德国小镇埃伯斯瓦尔德，历史改变了。这家距柏林 50 英里的医院有一个叫沃纳·福斯曼的实习医生，那天，他和护士格尔达·迪森一起，踮着脚尖闪进了奥古斯

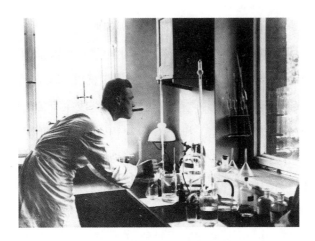

约 1928 年，沃纳·福斯曼（感谢《美国心脏病学》杂志提供，79，no.5[1997]：651-60）

塔·维多利亚医院的手术室。一个多星期以来，他俩一直在寻找机会，为非常意义上的"幽会"。轻轻地关上身后的门，福斯曼让格尔达躺到手术台上，然后将后者捆住，系住了她的胳膊。气温很高，格尔达汗淋淋的，焦急地等待着福斯曼的手术刀，如他所述，通过这次实验，她将帮助他成为改变医学史的那个人。福斯曼却改变了主意。他转过身背向她，在自己的手臂上涂抹抗菌液并迅速注入局部麻醉药，然后用另一只手握着刀片，切开自己的肘窝皮肤，做了一英寸长的切口。脂滴和血液随着刀锋暴露出来，仿佛一簇簇细小的葡萄。

　　回顾福斯曼的个人背景，没有什么迹象说明他将来会做出这么丧心病狂、几乎是犯罪的行为。1904 年 8 月 29 日，他出生在柏林，是律师父亲和主妇母亲唯一的孩子。金发碧眼的福斯曼在传统普鲁士家庭长大，从小循规蹈矩，以普鲁士人的方式遵守法律和命令。父亲在一战中去世后，母亲和祖母（他亲昵地称她为"老鲸骨"，因为她是个严厉的祖母）一同抚养并教育了他。叔叔沃尔特是一名小镇医生，常常坐着黄色的双驾马车出诊，他给了福斯曼学医的动力。这位严苛的叔父最受不了神经质的病人，曾经有个因犯在监狱中上吊自尽，沃尔特就派当时才十几岁的福斯曼去剪断他的绳子。

七年前的 1922 年，18 岁的福斯曼进入柏林大学医学院。第一年，他被动物实验恶心坏了，和其他活络的年轻人一样，他讨厌给青蛙抽脊髓。福斯曼后来回忆，有位解剖学教授曾开玩笑说，"唯一通向女人心灵的是阴道。你们从子宫和输卵管出发，到达腹腔，然后经由淋巴间隙进入淋巴管和静脉，最终抵达目标！"福斯曼调侃地写道：也许，这启发了后来他从血管进入心脏的尝试。

医学院第一年，福斯曼被心脏深深地吸引了，尤其是法国科学家克劳迪·伯纳德的实验，后者被誉为现代实验生理学之父。伯纳德把橡皮管从马和其他动物的血管中插入，然后抵达心脏，测量腔室内血压。（"心脏导管插入"这个词正是他创造的。）福斯曼相信，伯纳德的实验方法也可以安全应用在人身上。这位年轻的医学生很想测量心脏的血压和流量，从而理解并运用心脏这一复杂机械的基本功能。毫无疑问，他想摒弃传统观念中心脏的情绪内涵。但在当时，人类心脏和动物一样——只是一个泵——这样的观点，依然是被唾弃的。

1928 年春天，毕业后的福斯曼进入奥古斯塔·维多利亚医院，加入了外科团队，医院位于柏林附近的埃伯斯瓦尔德。没过多久，他向上级理查德·施耐德提及了他对心脏导管的兴趣，施耐德是位谦虚保守的管理者，也是福斯曼家的朋友。年轻的实习医生描述了这样一个计划：将一根有弹性的细管从静脉插入，然后沿着上腔静脉到达右心——听上去大胆又鲁莽。并且他想在活人身上试试：他自己。施耐德立即否决了它。人类心脏是不可亵渎的圣殿，以外来之物侵入它，不仅是医学禁忌，更是对世俗的挑衅。像大多数中层管理者一样，施耐德对冒险毫无兴趣。"想想你的母亲，"这位头儿吼道，"想想如果有一天，我要告知这位已经失去了丈夫的女士，她唯一的儿子死在了我医院的实验中，而这实验还是我亲自批准的。"尽管如此，施耐德也不愿完全打击福斯曼，他建议先在动物身上试试。

可福斯曼——这个傲气、野心勃勃，并对学术界行规一无所知的年轻人，并没有放弃这个念头。他说服了资深实习医生彼得·罗密来帮助他进行实验。[1]故事是这么说的，在他和护士迪森出去旅行的前一周，他和罗密在医院的某间手术室里碰了面。在罗密自己的帮助下，福斯曼将他的左臂切开，将橡胶囊导管从肘前静脉放了进去，这根静脉是引流手掌血液的。不巧，35 厘米的导管太短了，不够到达心脏。（在成人身上，从手到心脏的距离一般是 60 到 80 厘米。）当福斯曼坚持要去荧光镜实验室拍摄 X 光片，以便定位导管时，恐慌的罗密将导管一把扯了出来。罗密后来表示，他早就发现福斯曼"相当乖戾，怪异，独来独往，鲜少与同事们交往。看不出来他到底是在思考还是心智不健全"。

尽管大部分故事被隐藏了，但在医学史上，拿自己做实验也不陌生了。按记者劳伦斯·阿特曼的描述，几个世纪以来，医生和科学家们时常先拿自己开刀。有些是为了伦理，他们希望在施诸他人之前，由自己先来承担实验的风险。同时也出于实际的考量：寻找合适的受试者并不容易。例如在 18 世纪，乔治三世的医生约翰·亨特，为了研究淋病和梅毒的传播方式，把从患者身上取下来的脓液注射到自己的生殖器上。一百年后，利马城的医学生丹尼尔·卡里翁，把患有"利马疣"男孩的血液注射到自己身上，这是秘鲁的一种常见病，卡

---

1 福斯曼告诉记者劳伦斯·阿特曼，这个他自己宣扬的故事，其实是杜撰的。

里翁想要证实它和"奥罗亚热"源自同一种感染，他昏迷了，并于 39 天后死去。

不论福斯曼的动机是什么，总之他甜言蜜语地围着迪森，哄得保管供应室钥匙的外科护士给了他一根更长的导管。他后来形容当时的自己，"像只嗜甜如命的猫儿追着奶油壶打转一样，在她身边蹭来蹭去"。一周后，1929 年 5 月 12 日的下午，当同事们在值班室打盹儿时，他又跃跃欲试了。迪森以为自己会是他的第一个实验对象，但福斯曼改变了主意。

切开自己的肘窝后，福斯曼用金属镊扩开切口，暴露更好的视野。他向下解剖至肘前静脉，不时压迫止血，向上牵起静脉，让它靠近皮肤表面；颜色和连续性都很像蚯蚓。为了减少出血，他一定向上结扎了静脉。然后他离断了这根静脉，血液马上流干，像薄膜般自己瘪了下去。福斯曼将那根从迪森那儿弄来的 65 厘米导管塞了进去，并向前推进。据后来描述，当时他感到一阵暖流，也许是那根弹性管擦到了他的血管壁，同时他还伴有轻微咳嗽，推测可能是刺激到了迷走神经——身体最主要的副交感神经。福斯曼冒血的手臂上晃荡着导管，一边解开了迪森的约束带，她非常生气，一直在强烈抗议并试图挣脱。或许是预感到他们将要改写历史，也可能是被这个自残的家伙吓到，她陪着他去了透视实验室，摄片检查。两人悄悄地下楼，福斯曼在实验室的担架上躺下，迪森在他面前举着镜子，好让他能从相机屏幕中看见导管尖端。第一张 X 光片显示，导管还没到达目的地，福斯曼于是把它又向前推，直到几乎要将整条导管都插进他的手臂里。这期间福斯曼的同事罗密闯了进来，蓬头散发还没睡醒，试图阻止福斯曼。显然，整个医院都传遍了福斯曼正在自杀的消息。罗密发现，沉默苍白的福斯曼躺在轮床上，床单上浸满了血，导管仍在手上，整

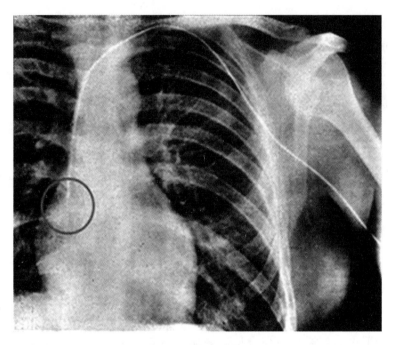

福斯曼的自体导管实验 X 光片，显示导管沿上臂进入右心房（授权复制；来自 W. 福斯曼，《分子医学》8[1929]：2085-87）

个人呆呆地看着天花板。"你干了什么？"罗密咆哮了！福斯曼在传记中写道，他当时"不得不给了他好几脚，好让他冷静"。当福斯曼推进最后几厘米，导管尖端完全地从腋窝下穿过，直入右心房。那是一个意义非凡的时刻——近乎渎神——哲学家和医生们几个世纪以来所等待并畏惧着的。迪森和一个瞠目结舌的放射技师不停地拍照，记录下了导管的位置。然后福斯曼将导管取出了自己的身体。

得到消息的施耐德对这悖逆的行为十分愤怒，尽管他（当时他在附近的一家小酒馆喝多了）承认福斯曼对医学科学做出了重大贡献。"记得说你事先在尸体上试过了。"施耐德叮嘱道，否则福斯曼会被科学界视作怪胎。总之，他的爱徒在埃伯斯瓦尔德已学不到什么了。施耐德建议福斯曼去一家更精于研究的机构继续实验。

几个月后，福斯曼在柏林的夏绿蒂医院开始了工作，没有薪水。1929 年 11 月，他的自体实验发表在了主流期刊《分子医学》上。论文《探测右心房》横扫了全世界的新闻头条，但福斯曼却被医学界视为怪咖。人们嘲笑：心脏导管有什么用？事实上，几年后情况有所改变。但在当时，福斯曼将其用于代谢疾病和心肺复苏的提议还显得很荒唐，没有一个人支持他。更有甚者，德国著名外科医生欧内斯特·昂格尔伪称，他在好多年前就已经实施了心脏导管术，而福斯曼却没有致谢他的工作，这一要求被《分子医学》期刊的编辑否决了。26 岁的福斯曼处于争议的漩涡中心，他被解雇了。据说院长斐迪南·绍尔布鲁赫——这位德国知名学院派外科医生——是这样告诉福斯曼的："你适合在马戏团工作，而不是一家卓越的诊所。"

1930 年 1 月，施耐德同意福斯曼回到埃伯斯瓦尔德，继续他的导管实验。他总算开始了动物实验，他把实验狗寄养在母亲的公寓中，在那儿给它们注射吗啡，然后装在麻布袋里，骑着摩托车带到医院。此后的几年间，福斯曼还在自己身上继续做着实验，向自己的心脏注入 X 线造影剂，以便更好地观察它的功能。尽管得到的图像都不怎么样，大部分实验也都失败了，福斯曼依然坚持着，直到他的手臂伤痕累累，已经找不到一条能用的静脉（还牺牲了腹股沟的一些静脉）。做出了如此多的牺牲，但每当外科学术会议时，福斯曼总是被放在最后一个演讲，也没什么人来听。没有进展又乏人问津，灰心的福斯曼放弃了心脏病学，转向了泌尿科。最后，他像沃尔特叔父一样，在黑森小镇当了一名私人执业医师。

但其实，并不是没有人注意到福斯曼的自体实验。20 世纪 30 年代末，两位美国科学家安德烈·库尔南和狄金森·理查德，偶然获知了福斯曼的技术，于是用它来测量心脏血压和流速。他俩起先在哥伦比亚长老会医学中心工作，后来又去了纽约贝尔维尤医院。实验从狗开始，到黑猩猩，再到人体。随着战争的逼近，他们的研究得到了联邦政府的资金支持，因为这种血液循环的研究可以有助于治疗创伤性休克。10 年间，两位贝尔维尤的科学家改进了球囊导管，使其只有几毫米直径，可用于研究各种心脏疾病患者的血流动力，如先天性心脏病、心包疾病、风湿性心脏病等等。美国心脏病学由此跨入了当今时代。[1]

1956 年，在福斯曼的划时代实验过后的 30 年，库尔南、理查德以及福斯曼 3 人共同获得了诺贝尔生理医学奖，"为他们在心脏导管和循环系统的病理改变上的发现"。在获奖感言中，库尔南向福斯曼致以敬意，说明心脏导管术是"迷藏的钥匙"，解开了错综复杂的人类心脏之谜。确实，说心脏导管术是 20 世纪医学界的最伟大发现之一，当之无愧。它衍生出了多项应用，例如冠脉造影、支架、右心研究，拯救了无数原本可能的早夭患者。轮到福斯曼时，他表示他现在"像个突然被任命为主教的乡村牧师"。除了诺贝尔奖，他从未回到心脏研究。"这一学科的进展太快了，"他写道，"客观地考量，我从未跟上过。"他断定"诚实来讲，我对自己'荣誉化石'的角色感到很满足"。福斯曼继续着他的泌尿科医生职业。1979 年 6 月 1 日，他逝于心脏病突发。

在福斯曼划时代实验后的 10 年间，不得触碰心脏的禁忌已荡然无存。科学家们探索着各种进入动物和人类心脏的路途：胸骨下入

---

1 美国以外的进展要慢一些。伦敦医生约翰·麦克迈克尔试图用导管术进行休克研究，他联系了库尔南，后者和他分享了技术信息。但麦克迈克尔的同事警告他，这项技术很危险，如果他因为病人死去而被告上法庭，是不会得到保护的。

路；肋骨入路；乳头下入路；经左心房；经主动脉；胸骨上切迹；胸骨与喉间凹陷；甚至背部——破天荒地提供了进入心脏这个一度无比神秘的器官的各种路途。

然而如同科学界的许多前车之鉴，当触碰心脏的禁忌被打破后，新的圣殿壁垒又出现了。其中之一，是进入心脏苹果大小的腔室。另一个，是向赋以房室血供的冠状动脉内置入针管。冠状动脉非常细小，直径大约只有 5 毫米。当被脂肪斑块阻塞时，它们的直径可以小到几微米。这种情况下，将造影剂注射进去显然是不安全的，如果导管堵住冠状动脉哪怕几秒钟，也可能引起突发的致命心律失常。即便是无畏的福斯曼，也从来不敢在冠状动脉上造次，除非是尸检。尽管动物实验并没有确证这一担忧，但人们再次相信，人类心脏是独一无二的，不可轻易亵渎。然而，这会是永远的吗？二战后，冠状动脉成为了心脏研究的前沿阵地，诸王追寻的圣杯。

紧绷的弦

哪些人容易患上心脏病？

> 一切情感的波澜，喜乐忧怖，希冀苦痛，恰是心绪涌动的肇因。
>
> ——威廉·哈维，《心血运动论》（1628）

在导管室，我看到了结果——石头似的斑块，阻塞性的栓子——全是冠脉疾病。为什么疾病都发生在这个起点处？这个问题，在上世纪中叶困扰着科学家们，尽管心肺机已经发明，心脏导管技术也已相当成熟（医学中常见，治疗先于理解）。到了 20 世纪 60 年代，医生们有了答案，虽然尚不完全。这个想法来自二战后在马萨诸塞一座小镇开始的研究，它几乎是单枪匹马地奠定了整个现代心脏病学。

佛莱明翰心脏研究的动机很明确。20 世纪 40 年代，心脏病是美国人的主要死因，几乎占一半。但关于心脏疾病的研究却寥寥无几，连课本的一小章也填不满。举个例子，当时的医生并不知道，心肌梗死的原因是全部或部分的冠状动脉阻塞（直到 1955 年，这一机制才在流行文献中被提及,《洛丽塔》中写亨伯特死于"冠脉栓塞")。评审员也不知道,冠脉血流降低造成的心绞痛、胸痛是心理还是器质性病变所致。"对于预防和治疗的了解太少了,"托马斯·王医生和他的同事几年前在《柳叶刀》杂志上写道,"以致多数美国人认为心脏病造成的早夭是难以避免的。"

第 32 任美国总统富兰克林·德拉诺·罗斯福就是这种认知的受害者之一。在任期内的大部分时间,他的健康状况都很差,但医生、家人乃至新闻记者,却都默契地为他塑造着健康的形象(公众鲜有所闻,39 岁患上脊髓灰质炎后,罗斯福总统基本只能靠轮椅生活)。总统的私人医生,海军上将罗斯·麦金泰尔主诊耳鼻喉专科,在他的病人的四届任期内,似乎从未关注过后者的血压。1937 年,当罗斯福开始第二届连任时,他的血压是 170/100(今天的标准是 140/90 以下)。1941 年日本袭击珍珠港时是 190/105。到了 1944 年诺曼底登陆时,飙升至 226/118,几乎生命垂危。1945 年 2 月在雅尔塔会议上,温斯顿·丘吉尔的医生记录道,"(罗斯福)表现出了动脉硬化的所有症状"并且"至多还能活几个月吧"。但麦金泰尔坚称他的病人很健康,只是有些"这个年纪的人都有的小毛病"。[1]

在罗斯福最后一次发表《国情咨文》,宣布"1945 年是成就人类伟大历史的一年"之后的一个月里,他的健康状况迅速恶化。他因气促、盗汗和腹部水肿住进了贝塞斯达海军医院,这些都是心脏衰竭的典型征象。当时国内总共只有几百位心脏专科医生,其中霍华德·布吕恩给出了以下诊断:高血压性心脏病伴心衰。但对于治疗,他也

---

1 大不列颠人可不含糊。1943 年 5 月,丘吉尔访问白宫时,曾问他的私人医生罗德·莫兰,是否注意到罗斯福看上去"十分疲惫"。还加了一句"这群美国人不知道他们的总统快完了吗?"

只能开出洋地黄和低盐食谱，总统的血压持续升高。1945 年 4 月 12
日，63 岁的罗斯福总统逝于中风和脑出血，高血压一直持续到他生命
的最后一刻。春天，总统在佐治亚的暖风中接受康复治疗，当时他正
坐着，由画师为他画像，一边说出了临终遗言：“我这该死的头痛。”

举国哀恸，总统的死终于触动了现有体系。1948 年，国会通过议
案“颁行”《国家心脏法令》，宣布“国民的健康正遭受心脏循环疾病
的严重威胁”。杜鲁门总统签字令其生效，并称心脏病为“我们最严
重的公共健康问题”。根据法案，国立卫生研究院下成立国立心脏研
究院，促进心脏疾病的防治。首批基金课题中的一项，是由美国公共
卫生服务体系进行的流行病学调查。

流行病学即是疾病的生态：地点和时间，有还是没有。1854 年，
维多利亚女王的私人医生约翰·斯诺完成了世界上首次流行病学调
查，研究伦敦苏荷区的霍乱大爆发。斯诺生于约克镇，在两条被粪便
和脏水污染了的河流交汇处。因此他从小就对干净水源的获取较为感
兴趣。苏荷调查之前，斯诺已经就霍乱做了近 10 年的研究，认定霍
乱是由“病原物质”传播的，而非他在伦敦医学会的同事们所认为的
是污染的空气所致。证据之一是屠宰场，理论上应该是霍乱的重灾
区，但那里的工人染上霍乱的概率却并未高于正常人群。因此当 1854
年伦敦霍乱大爆发时，斯诺注意到了一口井。他到公共事务局查找资
料，标记了苏荷地区所有死于霍乱病人的地址，发现大多数死亡病例
发生在布罗德大街的一口水泵附近。心细如发的斯诺还研究了苏荷区
未受感染者的情况——例如在押犯人（他们不喝布罗德大街的水）以
及啤酒厂的工人们，厂长哈金斯告诉他，工人们只饮用啤酒厂自己水
井中的水（当他们不喝自己生产的麦芽酒的时候）。

斯诺并不知道细菌这回事儿，然而在这场造成了 616 人死亡的霍

乱中，他说服地方政府拆掉了水泵的把手，让人们无法再从中取水饮用，从而成功地控制了疾病的进一步流行。直到后来，当局通过研究水样，确认因水泵受到邻近污水池的污染，引发了斯诺所称的"这片国土上最糟糕的霍乱爆发"。斯诺的调查拯救了许多人。同样重要的是，它显示了疾病的流行是可以被控制的，哪怕具体原因并不清楚。[1]

斯诺的研究和随后流行病学技术的发展，引起了美国卫生管理者的关注，尤其是对于感染性疾病如霍乱、结核以及麻风的关注。慢性非感染性疾病——诸如心脏病这样的长期折磨——却鲜有人关注。但自罗斯福总统逝世，卫生局总医官助理约瑟夫·芒廷希望纠正这一差距，他曾经建立了战区疟疾控制办公室（后来发展为疾病控制中心，简称 CDC）。如同 19 世纪中叶霍乱的病因不明一样，当时对于心脏病诱因的了解也十分有限。如果借鉴斯诺的方式，像他研究霍乱病人一样对心脏病人进行研究，那么是否也能找出心脏疾病的风险因素呢？

二战后的氛围，很适合这一类型的研究。国家建造了新医院，国立卫生院在发展壮大，当局对于基础和临床研究的许可也越来越多。此外，受人敬爱的总统刚刚去世。事情很快向前推进。1948 年夏天，美国公共卫生服务体系与马萨诸塞卫生部门一起，就心脏疾病的流行病学研究搭建了基本框架。顶尖医学院诸如哈佛、塔夫茨、马萨诸塞医学院等，都在波士顿附近，它们的联合体自然而然就成了项目的最佳候选人。卫生行政长官对于开展心脏筛查工具的先导研究"十分热情"。在哈佛医生们的支持下，离波士顿 20 英里的佛莱明翰镇成为了研究所在地。

17 世纪末的佛莱明翰是一个农业社区，那儿设有第一家教师学

---

1 1884 年，德国医生罗伯特·科赫分离出了霍乱的病原体：霍乱弧菌。

院和女子监狱，还是附近塞勒姆"女巫捕猎"逃亡者的避难港。南北
战争期间，它是马萨诸塞州第一个建立志愿者营的地方。但到了 19
世纪 40 年代，佛莱明翰变成了一个中等规模的工业镇，孩子们在树
木成荫的街道上玩着胶管。28000 居民大多独立生活，平均年收入为
5000 美元（也有例外，比如总统的儿子詹姆斯·罗斯福，他在塞勒
姆终点路拥有一所大房子）。多数居民的饮食为传统的肉类和马铃薯。
和其他地方一样，大约有一半人抽烟。白人和西欧裔占多数，可以代
表二战后美国人口的典型分布结构。

　　这项研究的关键问题是：对于从未有过心脏病史的人，可以预估
他们的患病风险吗？按计划，研究人员将对约 5000 名 30—59 岁的健
康居民进行观察随访，直至足够多的人发生心脏疾病。同时，鉴别出
可能与疾病发生相关的风险因素（以便将来应用于健康人群中的疾病
预防）。当时假定的风险因素是"神经和精神状态"、职业、经济情况
以及是否使用苯丙胺等兴奋剂。虽然心脏病与胆固醇摄入相关的研究
已经有好几十年（1913 年，彼得斯堡学者建立模型，以大量富胆固醇
的食物，如肉和蛋类饲喂兔子，导致了动脉粥样硬化斑块），却一直
没有广泛为美国医生和公众所知。

　　刚开始的时候，佛莱明翰研究的预算比较保守：94000 美元，主
要是办公室支出（包括为那些抽烟的学者们提供烟灰缸）。总医官助
理芒廷任命格尔辛·米尔多斯为第一任项目主管，米尔多斯是一位
年轻的公共卫生官员，生于密西西比州，8 年前才从杜兰大学医学院
毕业。当芒廷提拔他时，他正要完成在约翰·霍普金斯的公共卫生硕
士论文。除了缺乏经验，米尔多斯还面临着各种挑战。他需要说服当
地医生与卫生部门合作，而他们中的许多人，仍对联邦政府持保留态
度。此外，由于项目的长期延续性，需要几乎一半的镇上居民同意参

加，而且要求他们的人员流失率几乎为零。

1948 年 10 月 11 日，当地报纸刊发了一小段关于研究的广告。匆匆受命的流行病学家米尔多斯开始了工作。有别于那些衬衫口袋里插着笔夹的官员们，米尔多斯富有魅力，并善于交际。他出席镇上的会议，和地方领袖交朋友。缜密周旋之下，当地人给了他热切的回应，退伍军人、律师以及家庭主妇组成的人际网络汇集到他身边。米尔多斯的下属们敲开居民家门，雇用电话调查，深入到教堂、家校组织和社区团体进行宣传。他们的任务，是征募愿意向联邦政府透露个人信息的受试者，并且不要求任何直接报酬（尽管米尔多斯声称，这项研究最终会给出"关于个人饮食和环境的最新建议"）。短短几周，研究者们已经把整个春天的预约都排满了。

第一版调查问卷包括个人和家庭信息、父母的生卒年份、习惯、精神状况以及药物使用。政府雇用的医生盯着受试者的眼睛，触诊他们的肝区和淋巴结。辅助检查包括血尿检验，X 线和心电图。虽然在计划时有考虑过进行胆固醇测试，但一直到研究开始了一段时间，才加入进去。

一年后，新建的国立卫生研究院接管了研究，调整了研究方法，使之更为严谨。一改征募志愿者的方式，国立卫生研究院采用了随机纳入受试者，以消除偏倚来源。研究重点也从"心理学"风险因素转向了生物学因素，删除了性功能障碍、心理问题、情绪压力、收入以及社会阶层等问题。国立卫生研究院的统计学家发明了多元分析法，用于计算同种疾病的多个可能病因中每一项的相对重要性。（项目初期，科学家们主要关注的是年龄、血清胆固醇、体重、心电图异常、红细胞计数、抽烟数量、收缩压。）因此，1950 年项目开始之初，佛莱明翰研究在临床上较为"狭隘"，用学者的话来说，"忽视了心脏疾病的身心、体质和社会因素"。这也是佛莱明翰研究的主要缺陷。

1957 年，项目实施约 10 年后，基于针对 5200 多名居民的密切观察，学者们发表了一篇重要论文（至今总共近 3000 篇），揭示高血压病人发生冠心病的概率是常人的 4 倍。几年后，他们又证实了高血压是引起中风的主要原因。提及罗斯福总统的过早病逝时，佛莱明翰科学家们评论道，"越来越多的证据显示，过去对于高血压及其相关心血管事件的理论有待商榷。"总统的心脏医师布吕恩也写道，"我常想，如果当时我们已经拥有现代控制高血压的方法，那么之后（即罗斯福总统仍健在）的历史进程会发生什么样的改变。"

后来，佛莱明翰项目陆续发表了其他风险因素，包括糖尿病、高血清胆固醇。有一篇论文写道，约有五分之一的心脏病发作表现为猝死，即第一次也是最后一次症状。这一发现引起了上百万美国心脏病患者的恐慌。20 世纪 60 年代末，学者们又发现，吸烟与心脏病之间也有明确关联。（在之前的研究中，吸烟者的寿命不足以让研究者得出明确的结论。）依循这一结果，外科医生发表了第一篇关于吸烟危害的详细报告。1966 年，美国成为了第一个要求在烟盒上标示警告的国家。4 年后，主要是基于佛莱明翰项目，尼克松总统签署了法令，禁止香烟广告在电视广播中出现，这是 20 世纪下半叶公共卫生的重大成就之一。

60 年代末，由于资金短缺，佛莱明翰研究险些被迫中止。暗杀、骚乱、民权运动以及越南战争，在各种令当局头疼的事件面前，马萨诸塞州一座小镇上的流行病学研究似乎不值得怎么关注。但佛莱明翰的学者们没有放弃，他们走访全国，试图募集私人经费。这其中，很有些意想不到的捐赠者，包括烟草研究所和生产午餐肉的奥斯卡·迈耶公司。最后，在尼克松总统的私人心脏科医师保罗·达德利·怀特的建言之下，联邦政府才继续注资。

佛莱明翰研究使得医疗重点从治疗转向了预防，针对那些具有高患病风险的人群。（"风险因素"一词，正是佛莱明翰学者们于1961年提出的。）1998年，我还在医学院时，佛莱明翰学者们公布了一则公式，基于已经确定的主要的独立风险因素——家族史、吸烟、糖尿病、高血清胆固醇和高血压——来计算患者10年内发生心脏病的风险。（正是我第一次CT扫描发现动脉斑块后使用的那则公式。）今天大家都知道，这些靶定风险因素的项目可以促进公众健康。例如，最近对20000名瑞典男性进行的一项为期12年的研究表明，几乎五分之四的心脏病发作可以通过佛莱明翰倡导的生活方式改变来预防，如健康饮食、适度饮酒、不吸烟、增加体育活动和保持正常的体重。接受了全部5项建议的受试者，相较于那些一点改变都没做的人，他们的心脏病发作概率要低86%。早些时候，另一项针对88000名年轻女护士的研究发现，那些遵循健康生活方式——不吸烟、体重正常、每周至少锻炼两个半小时、适度饮酒、健康饮食、很少看电视——的参与者20年的随访显示，几乎没人患上心脏病。

佛莱明翰研究提升了我们对于冠心病的理解，但同等重要的是，我们必须认识到它也有局限性。例如，佛莱明翰风险模型对于非白人族群似乎并不适用。米尔多斯和早期的研究员们认识到，调查对象缺乏多样性，是研究的主要不足所在。[1]我曾在医学院解剖的尸体，那个南亚移民，或者我的祖父呢？1959年，第一项揭示印度男性过早患心脏病的风险增加的研究，发表在《美国心脏杂志》上。这些男性患

---

1 后来几年，佛莱明翰的调查人员在他们的研究中增加了大约1000名少数族裔患者，试图探明为什么心脏病在不同族群中的发生比例不同，并识别出新的风险因素。

心脏病的概率是佛莱明翰男性的 4 倍，尽管他们之中高血压、吸烟、高胆固醇的比率更低，并以素食为主。今天的南亚，很大一部分心脏病发生在没有或只有一个佛莱明翰风险因素的男性身上。在过去的半个世纪中，印度城市冠心病的发病率增加了 3 倍，而农村则增加了 2 倍。在此期间，美国人首次心脏病发作的平均年龄延后了 10 年，但在印度则提前了大约 10 年。与白人相比，南亚人患有更多的多支冠状动脉疾病，并且更多地发生在前段，这是心肌梗死的危险部位。照这个速度，南亚人将很快占全世界心脏病患者的一半以上。南亚发生这么多心脏病的基因或环境是什么？我们需要一个佛莱明翰式的研究来回答这个问题。[1]

几乎可以肯定，还存在佛莱明翰遗漏了的心血管风险因素。其中一些可能隶属"社会心理"领域，20 世纪 50 年代初，国立卫生研究院接管该研究时，他们的决定忽略了这部分。例如日本移民的心脏病。冠状动脉疾病在日本相对罕见，但定居夏威夷的日本移民，其发病率几乎是日本居民的两倍，而定居美国本土者则是日本居民的 3 倍。部分原因可能是移民沿用了美国生活方式，如久坐不动或精细饮食，相当不健康。总之，佛莱明翰风险因素还没能完全解释这种差异。

20 世纪 70 年代初，加州大学伯克利分校公共卫生学院的迈克尔·马莫特爵士和同事进行了一项研究，以近 4000 名居住在旧金山湾区的中年日本男性为研究对象。他们发现，那些坚持日本传统的移民（通过他们阅读日语的能力、说日语的频率、与日本人共事的频率

---

1 美国国立卫生研究院已着手开始此类研究。一项名为美国南亚移民动脉粥样硬化介导的研究（简称 MASALA），引入了 900 名生活在旧金山湾区和芝加哥的南亚男女。研究人员关注的是新的风险因素，包括恶性胆固醇（既往研究表明，南亚人血管中的胆固醇颗粒可能更加小而密集，更易引起动脉硬化），以及其他社会、文化和遗传决定因素。

等等来判断），较之那些与美国文化更契合的移民，发生心脏病的概率要低得多。尽管在血清胆固醇和血压方面，他们已与美国人不相上下。"传统的"日本移民的冠心病发病率，和他们故乡的同胞处于同一水平线上。而"西化的"移民发病率要（比日本本土）高至少3倍。"日式人际关系的保留与较低的冠心病发病率相关。"作者总结道，他们据此宣称，文化适应是移民人群罹患冠心病的主要风险因素之一。

如果切断传统文化纽带会增加罹患心脏病的风险，那么显然，心理社会因素也在其中发挥了作用。当今社会的许多阶层都是如此。例如，贫困城市中心的美国黑人患高血压和心血管疾病的比例要高于其他群体。有些人认为这是基因决定的，但这无法解释美国黑人的高血压发病率远高于西非黑人。此外，美国社会其他贫困与痼疾肆虐之地的人们，也都频发高血压。

宾夕法尼亚大学神经生物学家彼得·斯特林写道，这些社区之所以多见高血压病人，是"慢性觉醒"或压力的正常反应。在非工业化的小型社区中，人们往往相互了解和信任。慷慨得到回报；欺骗则会受到惩罚。而当旧环境发生改变，如移民或城市化时，人们通常需要提高警惕性。邻里不再亲密无间，社区变得多元，居民彼此缺乏信任，导致个体和社会的孤立。加上贫困、破碎的家庭和失业，形成了极度压力化的人群。这些慢性因素会引发激素波动，如肾上腺素和皮质醇，它们可以收缩血管并导致电解质潴留。长期累积，会导致动脉壁增厚和僵硬等改变，从而使得血压升高。

在斯特林的构想中，没有什么是坏的（除了"系统"以外）。机体只是对其感知到的慢性应激环境做出了回应。如果说应激性心肌病（章鱼壶病）证实了急性心理创伤会损害心脏，那么斯特林的理论则提出了长期慢性、程度较低的压力也能造成损伤，将社会心理因素置于人们思考和探察心脏问题的前沿中心。这些理论揭示，尽管佛莱明翰研究将其排除在外，但我们的邻人、工作以及家庭因素，仍与慢性心脏疾病有着千丝万缕的联系。在斯特林的概念中，心脏病不再只是生物学上的疾患，同时也是文化与政治肇因所致。改善社会结构与关系不再只是生活质量议题，也成为了公共健康的焦点。[1]

　　然而，有些状况则是"稳态"理论无法解释的。例如，血压经常每分钟都在波动。如果身体应该保持一个最佳设定值，它似乎做得不太好。在整个童年和成年期，血压也在稳步上升，这种情况通常持续到 6 岁左右，孩子入学时，随着他们远离父母，必须提高警惕，防范各种威胁，危险情况会迅速增加。到 17 岁时，几乎一半的男孩血压在临界高值，大约 20% 的男孩出现严重的高血压。为什么血压设定值会向上偏移？为了解释这些现象，斯特林提出了一种替代稳态的理论：异稳态。

　　"稳态"并非关于保持稳定性，它是关于根据外部和内部条件校准身体的功能。身体并不是始终维持在一个特定的设定值，而是允许它随着需求的变化而波动，包括个人的社会环境的变化。从这个意义上说，"异稳态"是一种政治上复杂的人类生理学理论。事实上，由于它对社会环境的敏感性，在解释现代慢性病方面，异稳态在许多方面都比稳态好。

　　对传统的白人社区来说，慢性刺激造成的心血管病变也同样存

---

1 斯特林的"稳态"理论是思考人类生理学的新方法。医学院所教授的传统理论"体内平衡"认为，器官系统共同作用以维持生理平衡。例如，当血压急剧下降时，心跳加速，肾脏保留钠和水，使血压恢复正常。若体温下降，人体则会打寒战以产生热量，同时收缩血管来保存热量，我们就会感到暖和。稳态是指在不断变化的环境中保持稳定性。作为解释人类生理学的一个模型，它做得很好。

在。以马尔莫的另一项白厅研究为例，研究对象是 17000 名在英国城市服务的男性工人，结果显示，早亡和健康不良的情况随着社会阶层的下降逐级攀升。在排除了吸烟、血浆胆固醇、血压、酒精摄入造成的差异之外，邮差和搬运工的死亡率几乎是更高层级管理者的两倍。以通常标准来衡量，这些城市劳动者没有一个是贫穷的。他们共享清洁的水、丰富的食物以及合乎规范的厕所设施。他们之间主要的区别，在于职业声望、对工作的掌控以及其他在社会阶层上的差异。马尔莫和他的同事由此得出结论，经济动荡、时间压力、上升途径匮乏以及普遍存在的自主权不足，这些因素引起的情绪波动，在不同的生存状态中起了主导作用。"低阶城市工人和贫民窟居民无法控制自己的生活，"马尔莫写道，"他们没有机会获得有价值感的生活。"

较低的社会经济地位并不是压力主导下心脏疾病的唯一易感因素。20 世纪 50 年代中叶，旧金山锡安医院的两位心脏病学家，迈耶·弗里德曼和雷·罗森曼，提出了高成就感人格的概念，简称 A 型人格。A 型人格与心脏病密切相关，在较高社会经济地位人群中比例失调。"A 型人格者严格守时，极度厌恶等待，"两人记录道，"他极少耽溺享乐，以胜利为使命。他不喜欢守在家中，做一份普通人的工作，他期待自己能活得更有价值。他匆匆而行，迅速进食，很少在餐桌前逗留过久。他时常试图同时做好几件事。"他们还描述了这型人格的面貌特征。"（A 型人格者）倾向于直视着你，目光毫不躲闪。他的面容看上去异常警觉；眼神十分灵动，一瞥之内就能将全局了然于胸。他或许紧咬牙关，齿槽间发出尖锐的摩擦声。他的笑容向双颊晕开，几乎从不捧腹大笑。"简而言之，两位学者形容 A 型人格者是"在越来越少的时间中不断挣扎着攫取更多成功的野心家"。

弗里德曼和罗森曼的研究基于"人的感觉和思想会对冠心病的进

展产生影响"。他们写道，"已经有非常多完善的研究显示，不同餐单中的胆固醇和脂肪含量无法完全地解释心脏病。一定还有其他影响因素。"他俩的一项研究中，符合 A 型人格者罹患动脉疾病的概率是一组市政工会工人和殡葬业者的 7 倍，也是一组 46 名"缺乏野心、动力、竞争欲望"的失业盲人的 7 倍。一位 A 型人格者的妻子告诉研究者："如果你真想知道是什么令我们的丈夫心脏病发作，让我告诉你。是压力，他们在工作中所承受的压力。"

在美国人的印象里，压力大的人成就也高，也更易患上心脏病。1968 年，外科医生唐纳德·埃夫勒在《科学美国人》杂志上写道，"心脏病在职业人士、高管和公职人员中十分常见，几乎已经成为一种地位的象征。如果这些人群中冠心病发作的男性都被迫退休……那么美国的政府、工业和专业的最高层将缺乏人手，使得国家陷入瘫痪。"

A 型人格与心脏病相关还未经过现代研究的确证，现在，人们普遍认为这种相关性是当时情况下的产物。近期的研究更多地聚焦于"消极情绪"性格——如抑郁、焦虑和愤怒——与心脏疾病之间的关系。最有力的证据是抑郁症，它似乎是冠状动脉疾病的一项独立风险因素，增加了包括死亡在内的心脏病发作后不良后果的风险。抑郁症是如何影响心脏健康的？可能的机制包括血压升高、引起血管炎症、扰乱自主神经系统功能、增加血凝块等等。另一个可能的原因是与抑郁相关的不健康行为，如缺乏运动、吸烟、拒绝服药或不遵医嘱。

在今天，大量的流行病学数据将心脏病与慢性情感障碍（或称隐喻之心的紊乱）联系在一起。例如，婚姻不幸福的人比婚姻幸福的人患心脏病的风险要高得多。在一段感情破裂后的一年中，心肌梗死和死亡的风险会急剧升高。

这一结论同样适用于我们原以为不需要社会联系的动物。譬如在《科学》杂志的一项研究中，研究人员给笼子里的兔子喂食高胆固醇食物，来观察胆固醇对心脏疾病的影响。令人惊讶的是，他们发现，在高笼子里的兔子比靠近地板的笼子里的兔子患上心血管疾病的比例要高得多。科学家们分析了空气循环和其他可能的因素，没有得出结论。后来他们发现，运送食物的技术人员常常和低笼子里的兔子玩耍，相较之下，高笼子里的兔子则不怎么有这样的机会。他们便重复了研究，将兔子随机分为两组：一组被从笼子里取出来，抚摸、抱着、交谈、玩耍；另一组则被留在笼子里，不理不睬。尸检结果显示，在胆固醇、心率和血压水平相当的情况下，第一组兔子的动脉粥样硬化表面积比第二组小 60%。

社会压力大的实验猴也比对照组更容易患心脏病。另一项发表在《科学》的研究显示，将陌生猴子放入猴群的笼中，尤其是当激素水平较高的雌猴存在时，便会导致雄猴间争夺支配地位，同时减少相互协作，与对照组相比，原有群体的雄猴患冠状动脉疾病的概率更大，而两组的胆固醇水平、血压和体重都没有明显差异。作者总结："较低或正常胆固醇水平以及排除了其他'传统'风险因素的人群依然会发生冠脉疾病，有时还很严重，要解释这其中的缘由，社会心理因素也许能给出答案。"

在专科培训期间，我们很少关注"社会心理"因素。我们讨论的重点是压力 – 容积环、心脏工作周期、充液管道阻力和充液室电容。我们专注于临床试验设计、生物机制以及从机械视角来审视心脏。就像大多数专科培训项目一样，丰富多样的情绪可以破坏（或治愈）心脏这一泵器的事实常常被忽略。

吊诡的是，心脏疾病源于未被满足的社会或心理需求，这一认知在较原始的社会中得到了广泛认可。20 世纪 50 年代，旁遮普乡下的人们正是这样认为的。在我祖父被宣布死亡的医院里，医生们并不知道胆固醇和高血压对心脏产生的影响（佛莱明翰研究的结论还未广为流传）。但他们会很自然地将我祖父的心脏骤停归因于突发的情绪冲击（想象一下，当你在自己的屋子里和家人共进午餐时，邻居揣着一条眼镜蛇的尸体闯了进来），或印度分裂后他忍受了多年的社会经济困扰，以及国家动荡剧变造成的已稳固存在了几个世纪的社会关系的丧失，从某种意义上来说，他们是正确的。压力造成的肾上腺素激增会导致稳定的动脉粥样硬化斑块破裂，形成血栓，严重阻塞动脉，阻止血液流动，从而导致心脏病发作。由于缺氧，组织开始死亡。20 分钟之内，就会发生不可逆的细胞损伤。最后的结果多数是死亡。

今天的医学把心脏视作一台机器来对待。随着科技的进步，这也许是不可避免的。在过去的 50 年里，药物和设备在很大程度上改善了心血管疾病的预后。

然而，这种只关注生物机制的偏狭之见对病人造成了伤害。我们过度使用了支架和起搏器。我们对心脏的理解，从情绪的部分变为了只将其视为一个生物机械泵。时至今日，美国心脏协会仍然没有将情绪压力列为心脏病的主要可改变危险因素，部分原因可能是，相较于降低情绪和社会影响，降低血清胆固醇要容易得多。我们需要一种更好的方式，一种认可情感的力量和重要性的方式，也是几千年文明所赋予隐喻之心的含义所在。虽然今天我们已经懂得心脏并非情感栖居之地，但它仍是人类表达自身情感最为"走心"的生理载体。

管　道
心脏介入领域的开创

生命的悲剧大部分源于动脉。

——威廉·奥斯勒爵士，《循环系统疾病》（1908）

清晨，急诊室来电。一个年轻的轮转实习医生发生了胸痛，对方问我能不能去做下评估。

这类和职工有关的电话时常有，一般都不是什么严重的事儿。但我还是迅速下了楼。早晨的急诊室和平日一样，挤满了酗酒者和瘾君子。护士们进来开始工作。担架车在走廊中整齐地排列着。头顶上是来回播放着的各种紧急通知（"琳达，到创伤单元来……琳达"）。当我找到这位实习医生扎西德·塔尔瓦时，他正坐在轮床的一侧，双脚晃荡，一副百无聊赖的样子。他大约30岁，长着巴基斯坦人的长脸蛋，身着白大衣，看见我时，他跳下床，站直了以示敬意。我向他介绍了自己，问他胸痛怎么样了。他答道，大约是前一天晚餐后开始的，持续了十分钟，睡得挺好，但当早晨他步行去车站时，疼痛又发作了，这次持续了将近一小时。他感到胸部异样，有压迫的感觉使得他一个精神科的实习医生都明白有问题了，于是赶紧来了急诊室。

我没太在意，扎西德很年轻，血压和心电图都正常，没有任何一项佛莱明翰心脏风险因素，如糖尿病、高血压或吸烟史等。我怀疑他可能是急性心包炎，一种常见的良性心包膜炎，一般用非处方抗炎药处理。心包膜炎的特征是深呼吸时疼痛会加重。我告诉扎西德，如果6小时内血检正常，我们就可以送他回家了，他正好可以从实习中开溜了，我开玩笑说。

后来，急诊室医生打电话告诉我说，扎西德服用了布洛芬以后，胸痛就完全消失了，进一步确认了心包膜炎的诊断。当时我差点儿想让他回家了，但最终还是决定等到第二份血检的结果明确。

晚上，当我正要离开医院时，碰巧遇上一位医生助理，从他那里得知扎西德后来的检验结果显示了不正常的酶水平，代表了轻微的心肌损伤。这让我感到惊讶，因为心包膜炎通常不会引起心肌损伤。我想，可能是心肌－心包膜炎，也就是说包膜周围的炎症累及了一部分心肌，这也不是什么大事儿。助理问我，扎西德是否需要做心脏导管以排除冠脉阻塞，我很肯定地回答他，一个没有风险因素的30岁年轻人，不可能发生冠脉疾病，并指示他安排更多的血液检查和超声心动图，如果有问题，再把我从家里叫去。

扎西德痛了一整晚。去看他的医生们都同意先前的诊断：心肌－心包膜炎。凌晨两点，他又要了一些布洛芬。"我告诉他们，如果是心包膜炎，就再给我一些药，"他后来对我说，"随便做什么，只要不痛就好了。"

第二天早晨，他的疼痛已经平息了。但复查血液，依然显示持续的心肌损伤，心电图也有了一些非特异性的异常。尽管我很纳闷，他怎么会有冠脉疾病，但还是把他送到心脏导管室做了血管造影。

一小时后，导管室打电话来喊我过去。我到的时候，造影片已经显示在了屏幕上：左前降支（LAD）动脉完全性阻塞。病变的动脉像一条龙虾尾巴，最后几厘米看上去相当不自然。X线片显示整个左心室前部严重功能紊乱。我的病人——一个医生——心脏病发作已经超过 24 小时。

·

诚如奥斯勒所言，生命的悲剧总是发生在动脉，那么多数人类痛苦的根源，则在于脂肪斑块。阻塞性动脉斑块会使血液断流，从而引发心脏停搏和中风，这是人类最常见的死亡原因。1960 年，人们曾激进地研究这一过程的潜在机制。1961 年，佛莱明翰研究确认，胆固醇是冠心病的风险因素之一，但却未能探明原因。接下来的 10 年中，科学家们发现，当血液中胆固醇含量过高，就会形成小的团块，栖身并占据血管内壁。起初没有什么妨害，但接下来，胆固醇会很快与氧气发生反应，形成损伤附近细胞的自由基。这些受损的细胞会释放出化学信号以寻求帮助，白细胞和血小板便蜂拥至损伤处，转变为以胆固醇为食的巨噬细胞。胆固醇可不是什么好消化的食物，巨噬细胞又变成了"泡沫"细胞，填塞着血管壁。它们继续狼吞虎咽，直至身体爆裂，喷出了黏糊糊的胶状物，粘在血管壁上。多米诺骨牌效应继续加成，更多的巨噬细胞被征召来此，层层叠叠，造成病变范围越来越大。脂肪、消化酶、群集的巨噬细胞以及凋亡细胞，这锅邪恶的粥外面，又形成了一层坚硬的疤痕——盔甲包裹着——好了，完美成熟的动脉粥样硬化斑块取得。起初，随着斑块的入侵，动脉管径代偿性地增粗，但随着病变的体积日渐增大，斑块就被推到了血管中，从而造成血流阻塞。[1]

20 世纪 60 年代初，动脉粥样硬化斑块的生理学机制才被大致探明，但如何处理呢？一切的管道问题，第一步都是要找到阻塞处，而在幽暗的人体内，这可不是件容易的事儿。1958 年 10 月一个和煦的日子，恰好是沃纳·福斯曼荣膺诺贝尔奖后的两年，俄亥俄州克利夫兰诊所心脏导管实验室的主任梅森·索尼提出了解决方案。

和福斯曼一样，索尼是个有些疯狂的人。即使是在医生和医学已经司空见惯的文明世纪，索尼仍然是个数得上的怪人。他每天在导管室工作到午夜，边抽烟，边用无菌镊子夹着烟头。然后也不回家和妻儿相聚，而是脱掉满是污渍的白汗衫，到附近的酒馆喝酒。知情的护士和秘书员都会藏身女更衣室，以便躲避他。因为他会很快追上，捶着门，无论是否有需要她们立即帮忙处理的事务。他和福斯曼一样傲慢专横，并像这位前辈一样，无视动物实验，直接拿活人开刀，同时拥有和德国人一样的毫无顾忌——也许是好运——使他抢占先机。

冠状动脉起自主动脉，主动脉是人体中最大的一根动脉，位于主动脉瓣前方。50 年代的心脏病学家们不敢将导管直接通入冠状动脉，而是注入大量的造影剂到主动脉根部，以期部分流入冠状动脉，从而在 X 线下显影。这种非选择性的注射基本无用，属于虚晃一枪，难以获得有效信息。

---

1 阻塞性斑块可刺激"侧枝循环"或新血管的形成。阻塞下游的缺氧细胞释放化学生长因子，这些因子触发原始血管细胞侵入缺氧组织，合成新的空心管丛，连接成复杂的网络。这个过程称为血管生成，确保血管网遍布全身。这些新血管——心脏对修复自身的尝试——限制了心脏骤停造成的损伤。

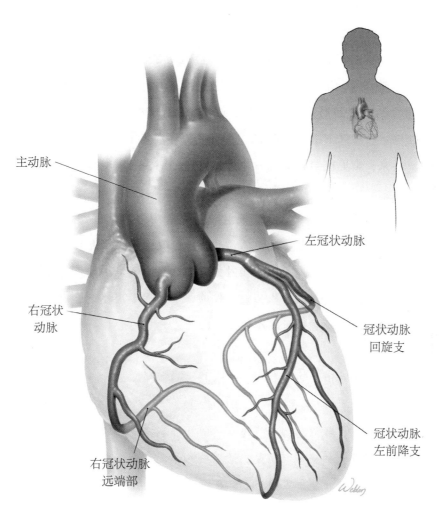

主动脉

左冠状动脉

右冠状
动脉

冠状动脉
回旋支

冠状动脉
左前降支

右冠状动脉
远端部

冠状动脉（感谢斯科特·韦尔登）

10 月的一个早晨，索尼正准备对一个 26 岁的年轻人进行这种造影剂注射，为心脏直视手术做准备，正当他调整着导管的位置时，手一滑，导管进入了右冠状动脉的开口。我在专科培训时学到，由于主动脉弓特殊的形状，使得操作人员很容易将导管插入右侧冠状动脉，而不是避开这个位置。索尼也知道这一点，无论何时若导管不慎滑入开口，他就会回退几毫米以使之脱出。但这一次，在他采取行动之前，助手已然踩下踏板，将 50 立方厘米液体注入了动脉。

后来，索尼在给同事的一封信中，这样描述这戏剧化的伟大一幕：

> 当注射开始时，我惊恐地发现右侧冠状动脉变得完全不透明，才意识到导管尖端进入了开口……我绕着桌子乱转，寻觅手术刀想打开他的胸腔，直接对他进行除颤……幸运的是，他依然有意识，并对我的要求回以不停的咳嗽。三四次地狱般狂乱的咳嗽后，他的心脏重新跳动了。

他后来还写道，

> 起初，我只感到不可思议的放松和感激，真幸运，我们避开了一场巨大的灾难。但是，随后的几天，我开始思考，这场事故或许是对某种新技术的启示，或许正是我们所苦苦追寻的。

索尼的技术名叫冠脉造影，即以造影剂和 X 线来显示冠脉血流，从而找出斑块的位置。"那天夜里，我想到我们终于有方法能明确冠脉疾病的解剖事实了。"他说道。尽管如此，在医学中，明确诊断只是治疗的第一步。在索尼的突破性进展后，又过了几乎 20 年，才有了相应的"治疗"。

与此同时，科学家们也在探索着非手术治疗方法。1961 年，苏格兰爱丁堡皇家医院的心脏专家戴斯蒙德·朱利安发表了第一篇关于将心脏骤停患者安置在特别的心脏治疗单元的论文，结果表明，这对患者的康复有所裨益。"如果通过与报警系统相连的心电图监测急性心肌梗死患者的心律，那么许多心肌缺血相关的心脏骤停可以成功治疗。"朱利安写道。在这种监测出现之前，大多数心脏病发作的患者被安置在主要医疗病房外面的房间里几周，远离电话铃声和热闹的护士站，以利他们静养康复。但这种好心的忽视却造成了沉重的代价。那个时代的资深心脏病专家告诉我，当他们清早来病房抽血时，经常会发现一两个心脏病患者已经悄然逝去。

与其他心脏监护室一样，贝尔维尤配有一组心电监护仪，可以持续监测患者的心律。除颤仪和其他复苏设备处于待命状态。护士与患者的比例为 1∶3，有时甚至是 1∶2。这种高警惕性挽救了生命。一天早晨，在我的专科培训开始后不久，一名心脏病发作后第三天的中年妇女发生了心室颤动，我的祖父就是死于这种心律失常。之前，她一直感觉不错，很想回家；她唯一的抱怨是电极片刺激了皮肤。突然，她瘫倒在地，眼睛上翻，脸色发绀，像块旧淤青。如果在那个时候打开她的胸腔，将纤颤的心脏放在手中，就会和握住一袋乱动的蠕虫差不多。我奔出走廊，大喊着外用除颤仪，一位主治医生跑进来，朝她的胸部捶击了两次，"心前区重击"有时能终止颤动，但那天早上没起作用。我们在患者身下插入垫板，开始胸外按压。除颤仪来了，我将电极片就位，360 焦耳电击！她咳了两声，脉搏恢复，然后深吸一口气。她双眼圆睁，转过头羞怯地看着我们，困惑于这一团混乱。她不知道自己刚刚死里逃生。事实上，与她同房间的患者受到的心理创伤更大，她在床上来回摇晃，悄悄地叫我拉上窗帘。

·

20 世纪 60 年代早期的心脏病学家可以对冠脉阻塞进行成像，但如何应对呢？外科医生已经使用从身体各个部位获取的静脉移植物绕过腿部和心脏的血管阻塞，从而重建血流。然而，这些旁路手术的死亡率和并发症率都高得令人无法接受。于是，一群狂热的医生开始试图找出创造新血流通道的方法，不是绕过阻塞动脉，而是开通它。

其中一位是俄勒冈大学的放射学家查尔斯·多特医生。在 1963 年布拉格的一次会议上，多特预测，血管造影导管也许"不仅仅是诊断观察的工具。再加上一些想象力，它可以成为一种重要的手术器械"。多特（绰号"疯狂查理"）——对某些人来说 ——又是个怪咖：一个登山者、鸟类学家和安非他命成瘾者。他把吉他琴弦改装成导丝，并在会议上用酒店的特氟龙管子吹制成导管。有一次，在关于心脏导管置入术的讲座中，他卷起衬衫袖子，向听众展示他当天早上已经在自己的心脏中放置了一根导管。然后，当他继续讲课时，又将自己连接到示波器上以记录心腔压力。

1964 年 1 月 16 日，多特用导管完成了第一次治疗，他称之为血管成形术。当时，一位名叫劳拉·肖的 82 岁患者因腿部动脉阻塞而导致坏疽，因此来到他的放射实验室。她的四肢僵硬、沉重并伴有感染。尽管她的疼痛十分剧烈，但还是拒绝截肢。作为一种缓解措施，多特将一根导丝插入她膝盖后部的皮肤，进入阻塞的动脉，然后依次令同轴扩张的塑料导管通过，使得在导丝上的血管扩张，通过将斑块整体轧平在血管壁上来缓解阻塞，"就像沙子里的脚印一样"。手术很成功。肖的疼痛消退了，感染也得到了解决。两年后，她因心脏病发作而死亡。

因为这次和随后的腿部手术，多特变得广为人知。1964 年 8 月，美国最流行的杂志《生活》发表了多特正在实施斑块清除手术的照片。"工作既有回报，有时又令人沮丧，"多特告诉《生活》杂志，"起初……因为血管成形术，有许多不愉快的言论向我砸来，例如'他是个傻子，你不能相信他那不受控制、劣迹斑斑的案例经验'，以及一些更糟糕的。很庆幸我是个厚脸皮的家伙，因此坚持了下来。"

血管成形术类似疏通管道，事实上，多特经常自称为水管工。"如果管道工做的是管道活儿，那我们做的就是血管活儿。"他说。但他可算不上是个出色的水管工，常常会在动脉上制造"斑块雪崩"，当它们一路漂到小分支时，就造成了新的阻塞。血管损伤也很常见，因此造成渗液、出血和疤痕形成。有时，斑块会移动并沿着动脉下行，导致梗塞和组织坏死。虽然多特也承认，需要一种更好的控制方法，以便使扩张更加安全有效，可惜他本人并未能找出这种方法。

这个关键问题，留给了另一位德国医生安德烈亚斯·格鲁安提戈，他在 20 世纪 60 年代末开始使用多特式导管。像许多伟大的心脏先驱者一样，格鲁安提戈有一颗工程师的心。他的苏黎世两居室公寓的街对面，是詹姆斯·乔伊斯的故居。乔伊斯在那里完成了大部分《尤利西斯》的写作。格鲁安提戈的厨房桌子摆放着图画、刀具、塑料管、空气压缩机和环氧树脂胶，实际上这是个艺术家的工作室。他经常整夜制作导管模型，每当同事们去拜访他苦恼的妻子时，他会把他们带到厨房去工作。格鲁安提戈有着一头黑发和粗犷的小胡子，帅气十足，富有魅力。像他那传奇先驱福斯曼一样，这位也是个冒险家，会在周末度假时驾着他的单引擎飞机越过瑞士阿尔卑斯山。但有别于福斯曼的是，他的工作完整系统，并启迪后人以灵感。

格鲁安提戈的计划是在导管末端添加一个可膨胀的气囊，它很薄但足够坚固，在遇到嵌有斑块的动脉壁时不会被压扁或爆开。他首先在麻醉的狗身上测试，把这些狗藏在无菌布下，用轮床悄悄运到医院。他将狗的动脉缝至半闭以模仿动脉粥样硬化阻塞。动物实验成功后，格鲁安提戈开始在人类尸体上实验。在多特完成第一例血管成形术后的 10 年，1974 年 2 月 12 日，格鲁安提戈对一名 67 岁的患者腿上的主要血管——髂动脉进行了第一次人体血管球囊成形术。球囊膨胀后，阻塞得到缓解，超声波显示循环血流通畅，病人的腿部疼痛消失了。初战告捷，格鲁安提戈开始定期进行球囊成形术，他为每个新病人悉心制作手工导管，并密切跟踪他们的预后，以反驳那些质疑者。这是一项困难艰苦的工作。"如果我有敌人，我会教他血管成形术。"他疲惫地告诉一位同事。

然而，格鲁安提戈等人的最终目标是冠状动脉，这种疾病造成了全世界人们不计其数的死亡。"腿只是一个试验场，"他说，"从一开始，我想要的就是心脏。"格鲁安提戈写道，冠状动脉血管成形术的发展是"放射学最急迫的需求之一"。然而，球囊冠状动脉成形术的想法是异端中的异端，伴有许多潜在的陷阱。球囊可以刺穿动脉，导致迅速的出血和心包填塞。血管也可能会发生收缩甚至闭塞，造成大量心肌梗死发作。心脏可能会产生纤颤，整个停止跳动。多年来，许多人对格鲁安提戈的想法嗤之以鼻，其动机是恐惧，也可能有些许的嫉妒。但他是一个坚定的人，并且非常自信。

格鲁安提戈一丝不苟地追求他的目标。他与美国制造商（包括后来市值数十亿美元的波士顿科学集团）合作，采用可操纵性强的导管。他在尸体的冠状动脉上练习，尔后又在接受搭桥手术的活体病人身上练习，但只在已经被搭桥或即将被搭桥的血管中，或是小血管和侧支上。格鲁安提戈在心脏病会议上介绍了他的研究结果，但与沃纳·福斯曼一样，他也遇到了质疑和嘲笑。然而，他耐心地等待着，等待着可以展示自己的合适机会，有个活生生的病人来让他演示这项技术。

1977 年 9 月 16 日，机会来了。阿道夫·巴克曼，这位 37 岁的保险推销员因胸痛被转送到苏黎世的大学医院。冠状动脉造影显示左前降动脉的前端有一小段梗阻性斑块。一个紧急冠状动脉搭桥手术计划安排在第二天，但巴克曼害怕开胸手术，于是格鲁安提戈说服了他和他的医生，允许他进行冠状动脉球囊成形术。第二天早上，在十几位心脏病专家、外科医生、麻醉师和放射科医生的注视下，格鲁安提戈将气球囊导管置入了巴克曼的股动脉，上行至主动脉，并进入他的 LAD（冠脉左前降支）开口。在准备过程中，三个气囊爆了两个，还有一个完整。两次动脉内快速球囊扩张后，血液开始正常地流动。观众中的外科医生感到难以置信，全都瞪大了眼睛。格鲁安提戈在没有手术刀、锯子或心肺机的情况下恢复了流向心肌的血液。这怎么可能呢？格鲁安提戈也准备好了给 LAD 注射巴克曼自己的血液，以冲走脱落的斑块，但已经没有必要了。巴克曼的胸痛立即消退。术后血管造影显示梗阻几乎完全解决（10 年后，动脉依然通畅）。唯一的副反应是一次短暂的心电图异常，但是又自行消除了。

同年，在迈阿密举行的美国心脏协会会议上，格鲁安提戈展示了他的四例冠脉血管成形术。按照一贯不羁的个性，他穿着凉鞋，展示了他的数据（观众报以热烈的掌声）。随后，当时正与肺癌斗争着的梅森·索尼眼含热泪，告诉一位同行，"美梦成真了"。[1]

---

1 几年后，索尼称血管成形术的世纪为"有史以来最好的时代，令我深深地骄傲"。

经过多年的默默工作，格鲁安提戈很快成为了世界最著名的心脏病学专家。1980 年，在首次冠状动脉成形术后的第三年，他将自己的研发公司搬到了亚特兰大的埃默里大学，在佐治亚州。接下来的 5 年里，他实施了大约 2500 次手术，帮助在美国推广血管成形术。他对自己的技术非常有信心，他还曾让另一位心脏病专家在自己身上进行血管造影。下午 5 点，格鲁安提戈躺上了手术台，接受了造影检查，然后起来去接他的妻子，并在 7 点前准时出席了部门圣诞晚会。顺便提一句，他的冠状动脉一切正常。

自此，格鲁安提戈开创了介入心脏病学领域。1980 年，马库斯·戴伍德和他的同事使用冠状动脉造影，显示心脏病发作的患者有动脉血栓，从而阻碍冠状动脉血流。这一发现之后，精细化的溶栓药物和血管成形术治疗急性心肌梗死迅速发展。2001 年，当我开始专科培训时，冠状动脉成形术已是随处可见。一天晚上，我穿着血迹斑斑的洗手衣，碰到了贝尔维尤和蔼可亲的董事长伯特·富勒。他穿着一贯小了至少一个码的栗色毛衣和裤子。我们一起走着，聊起了我在导管实验室的经历。外面下雪了，人行道泥泞难行。"我们所知仍然太少，"富勒摇着头说，我们在卡车前排队买咖啡，"最初心脏导管介入术只用于解决持续胸痛，而现在，它已经是常规操作了。"

今天，全世界每年有数百万例血管成形术，仅在美国就有 100 万例。1994 年，美国食品药品监督管理局（FDA）批准了可释放的冠状动脉支架的使用，这是一种今天仍在使用的细小金属线圈，以保持经球囊扩张了的动脉持续开放。在 21 世纪的最初几年，支架开始涂上防止疤痕组织形成的化学物质。第一种药物是雷帕霉素，这是一种在复活节岛土壤霉菌中发现的抗生素，它能阻止细胞分裂。如今，美国使用的大多数支架都涂上了雷帕霉素或类似药物，几乎清除了支架内的疤痕。

从德国埃伯斯瓦尔德一家小规模手术室开始，心脏导管介入已经转变为一个价值数十亿美元的行业。不幸的是，格鲁安提戈未能目睹这场革命。1985年10月27日，他和第二任妻子——一名住院医生——在佐治亚州乡村遭遇风暴，他驾驶的私人飞机坠毁，两人不幸身亡，格鲁安提戈时年46岁，这对心脏介入来说是个悲剧。吸烟夺走了这个领域另两位英雄的生命：梅森·索尼死于转移性肺癌；查尔斯·多特则是死于冠状动脉搭桥手术后的并发症，令人唏嘘。

—

线 圈

起搏器时代来临

苍白晦暗，失去了所有勇气。

……

我的心，犹如大地震动，尔后劈裂，

唯余一脉，浮离此生。

——但丁，《十四行诗·九》

老人蹒跚着，踏入我的诊室。他一边脱下帽子，一边瘫坐在开裂的塑料椅子上。两周前我见过他，当时可没有这么糟糕。

他微微前倾，这位瘦削的老绅士蓄着胡须，旧式套装外加圆礼帽、围巾，使他看上去既神秘又滑稽。"我越来越喘不上气了，"他低低地吼道，声音像极了鲍勃·迪伦，"您开的药方没有效果。"

他叫杰克，受惠于20世纪50年代沃尔特·利乐海的创新心脏手术，当时的他还是孩子，在没有心肺机的情况下，医生用小指楔入他

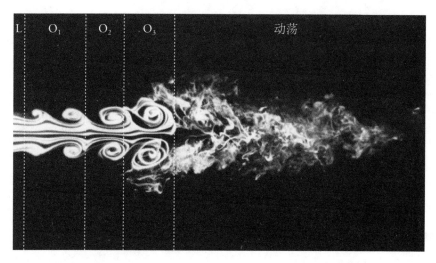

冷空气中烟雾的弥散（来自詹姆斯·N. 韦斯等，"心室纤颤的混乱与转变"，《循环》[1999]：2819-26. 授权使用）

的右心室，开放了那片生来僵硬的瓣膜，修复了它。

手术是成功的，但随着时间流逝，瓣膜发生了返流，导致杰克的心脏肥大无力，如同破旧的气球。现下，他的心脏搏动效率十分低下，只有正常人的 30%。走上几步，他就喘得厉害。几周前，他倒在三楼楼梯上，被邻居搀扶着才能起来。

像抓住扶梯栏杆一样，杰克扣住我的手，蹒跚着坐到桌前。我戴上听诊器，他那被液体浸透的肺像牛奶里的脆米一样噼啪作响。我用指尖轻轻触诊他的下肢，凹陷性水肿。我请他脱去衣服以便检查心脏。他卷起黄色背心时，我注意到了他胸前类似护身符的东西。"这是什么？"

他摘下它并递给了我。"我的磁石。"他答道。它外面包裹着导管胶条，至少有三四磅重。我把它朝桌旁的小车旁挥了挥，我的手臂颤抖着，然后轻轻地抽搐，磁铁吸在了金属上。

"它很重啊！"我说，他点点头。"你为什么戴着它呢？"

"磁场能扩张血管。"他解释道。（我以前不知道这一点。）"事实上，它们对佩戴者的身体也有益。"杰克又告诉我说。

几年前，他第一次在短波电台中听到这事儿，自那以后，他便使用磁石来缓解头痛，治疗小的割伤，现在又给他衰弱的心脏提供力量。他还系着一条磁石皮带——用细小的多米诺磁石制成，用于治疗腹部疝气，有些效果，购自电台小屋。"疝气缓解会不会只是因为皮带压着的缘故？"我问道。

"普通的皮带没有这种效果。"他回答。

他告诉我，自从把磁石挂在胸前，他的心衰有所好转了。我提醒他，几个月前在贝尔维尤急诊室初次见面的时候，由于肺充血造成的窒息，他几近死亡。"想想，如果之前我没戴磁石的话会怎么样。"他说道。

我曾听说过磁铁被用来治疗慢性疼痛——即使在这方面的证据也很粗略——但可没听说过治疗严重心衰的。我不知道该说什么。"你早该告诉我的。"我最后说。

"你没问起我。"他答道。

他继续回忆，每当他提起各种替代疗法，我都显得不太赞成。比如他问起水飞蓟和牛磺酸的时候？（我不记得了。）很显然，当时我表现得不以为然，甚至有些轻蔑。他曾请我致电盖瑞·纳尔——一位"自然疗愈师"来评估他的治疗方案，但我拒绝了。他还曾经考虑过更换主治医师，因为我看起来"太过武断"。

我有些脸红。太武断？我吗？我想起了他给我的一本书，《自然疗法临床手册》，一直在我的咖啡桌上，从未翻开过。我多希望自己曾经看过哪怕一眼，证明我是一位开明的医师。

"我不知道有哪些关于替代疗法可以用于治疗心衰的有力证据。"我结结巴巴地说。

如果没有读过最新文献，我是怎么得出这个结论的呢？他问我。我顿感自己又回到了专科培训第一年，仿佛在面对一个毫无准备的问题。对杰克来说，我是医生，或是已经完成了大部分专科培训，又或者事实上，我正在计划专攻充血性心力衰竭的治疗，这些都不重要。和我一样，他也在向我要求证据，以其人之道还治其人之身。

我虚心接受并道了歉，杰克表示接受，然后告诉我除了水飞蓟和牛磺酸之外，他还在服用超过 12 种效果未经证实的补充剂：肉毒碱、谷胱甘肽、白毛茛、玉米须、蒲公英、黑椰子、二甲基甘氨酸、辅酶q、硫胺素、α–脂酸、大荨麻、牛至油、紫锥花属、镁、硒以及铜。没有一种记录在病历中。

话匣子一打开，就关不上了。他挪开鞋底，里面镶嵌着他在一家旧货店以每块 45 美分的价格购买的小磁铁。他把眼镜递给我：两个圆形磁铁贴在镜框上。他说，几年前，他发生了严重的肺部感染，需要用几种抗生素联合治疗近一年，那时他没有用磁铁。这种错误再也不能犯了。

会不会是巧合？我是说磁铁和健康之间的联系。杰克精通哲学，于是我提出了卡尔·波普尔的科学理论和证伪要求。我兴奋地说，找一种我们能测试的小病吧，我们可以进行一个小试验，在打开和关闭磁场时分别进行治疗。他耸耸肩，不以为意地说："我尽量不让自己陷入过多思考，或是谈论安慰剂效应什么的。"

当他起身离开时，给了我一小块磁铁作为礼物。"注意别放在钱包里，"他说，"会让你的地铁卡失效的。"

·

周三，杰克来到贝尔维尤找我复诊。像许多老病号一样，他经历了诊所中专科医师们的数度更替。"每当看到年轻医生时，我就知道自己又变老了。"他打趣道。诊所总是人满为患，每个病人最多只有10—12分钟的时间。从心肺听诊开始，到审视可能存在的问题，写下病情进展描述，可能开具处方，好——下一位。我猜，不出所料的话，杰克，还有其他许多病人，都在使用替代疗法。说不定杰克和纳尔医生待得更久。后者应该会仔细地聆听，然后表现得关怀备至。但他的自然疗法真的有效吗？我的方法才更有效，因为它是科学的，我得向杰克证明这一点。

在杰克向我展示他的磁石后的几周，我又和他聊起了治疗方案。"你的心脏很衰弱，"我说，一面缓慢摆动张开的手指，仿佛藏着一颗球。我建议他试试植入式除颤仪。这个 BP 机大小的仪器在植入胸腔以后，会监控心率，一旦发生危险的异常心律，便会马上予以电击除颤。它有点像急诊室里用的电极片，但会始终存在于体内。这种特殊的"双心室"除颤仪可以协调他那颗衰弱心脏的收缩。它能缓解杰克的气促，减少住院时间，也许还能救他的命。

当时，双心室除颤仪的价格是 4 万美元。在美国，有超过 600 万人患有心衰，每年新诊断发病达 50 万人，即便只有一小部分杰克这样的病人使用这种装置，花费也会高达数十亿美元。抛开费用问题，更重要的是，它是否适合杰克。他的预期生存年限是至少一年，但不太会超过 5 年。当大限来临，他会希望怎样度过？心衰病人通常有两种死亡原因：一是突如其来又迅速消失的心律异常，如心脏骤停，或是泵血功能日渐衰竭，最后越来越弱，达到临界点，不再有足够的血氧输送到组织。"泵衰竭"是一种可怕的死亡方式。恶心，乏力，不间断的气促，没有人愿意经历这些痛苦的症状。对杰克来说，突发心律失常要好过慢慢地死于充血性心力衰竭的折磨。除颤仪可以预防突然死亡，去除这个选项，病人别无选择，只能忍受一条漫长而痛苦的路。当然，一旦杰克的病情不可避免地恶化，他可以选择关掉装置，不接受痛苦的电击。但在我的印象中，很少有病人这么做。医生也很少向病人提及这一选项，还有为将要失去所爱之人而痛苦着的家人们，一般不会选择主动关掉除颤仪。

我没有和杰克谈那么多细节。短短 10 分钟的就诊，简短的讨论也才堪够用，更不用说冗长、事涉生死的长谈了。我向他推荐了除颤仪，也不知道这是否是正确的决定，但这个装置至少能帮他一小阵子。不过无所谓，杰克很快摆了摆手，他不想要什么除颤仪。长久以来，他相信那些磁石可以帮助他。

·

从本质上来说，心脏是一个电器官。没有电流就没有心跳。电脉冲刺激心脏细胞中的特殊蛋白，令它们聚集一起，从而使整个器官收缩。脉冲节律异常，会损害心脏的泵血功能。20 世纪早期，科学家们阐明了这一机制，并绘出了心脏的"线圈"。例如，生理学家知道，人的一生中有 30 亿次心跳，几乎每一次，都是从右心房上端的窦房结细胞自发激活开始的，这是心脏的自然起搏器。通过带电离子的流动，这些细胞的电压定期到达一个阈值；在一个休息中的正常人身上，这种情况大约每秒钟发生一次。接着诱发一个电波——一种动作电位——通过心房传播，沿着特有的导电组织——真正的线圈——进入心室，刺激心脏细胞。（想象一下，当你上下摆动绳子末端时，它所产生的波形。）在电波进入心室之前，它会穿过一个狭窄、相对惰性的盘状组织，称为房室结。在这里，电脉冲慢了五分之一秒左右，让心房有时间完成心室血流灌注。然后，电脉冲波浪通过厚厚的组织束进入心室，这些组织迅速而精确地分裂成导电丝，像树根一样穿过心室。这样，来自心脏部分的冲动迅速穿过整个器官，致使右心室和左心室几乎同时收缩，分别将血液射入肺部和躯干。

心脏细胞受到刺激后，进入一个"不应期"，在此期间，细胞基本上变得静止；没有电刺激，无论多么强烈，都不会引起另一种反应。这是一种保护机制，防止心脏组织被迅速和反复激活。如果心脏跳动过快，血液循环就会停止，动物就会死亡。

为确保人类心跳的稳定性，还有其他几种机制。例如，如果心脏的自然起搏器——窦房结发生了功能失调，心脏内的其他后备节律

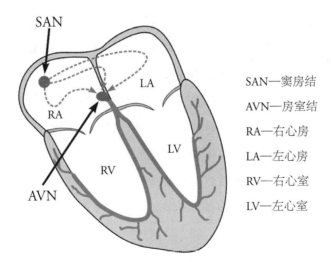

SAN	SAN—窦房结
LA	AVN—房室结
RA	RA—右心房
LV	LA—左心房
RV	RV—右心室
AVN	LV—左心室

心脏传导系统。虚线代表心房传导，实线表示心室传导路径。（感谢 R.E. 克拉邦德，www.cvphysiology.com,2017)

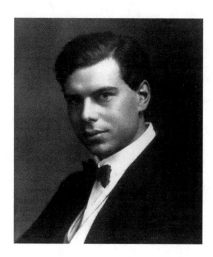

乔治·迈恩斯,约 1914 年(感谢英格兰剑桥大学生理学实验部门授权刊登)

器便会接替它。这些区域通常具有不同的电性能,激活速度比窦房结慢,因此当窦房结正常工作时,它们的功能通常被抑制(细胞处于不应期)。如果其中一个区域因为损伤、疾病或肾上腺素而加速,就会取代窦房结的起搏功能。

到了世纪之交,科学家已基本探明了个中奥秘。心跳是由右心房产生的电力驱动的,并一路向前,刺激沿途的几十亿个电耦合细胞。有待进一步关注的是,当心脏停止跳动时,通常也是因为电。

英国的乔治·迈恩斯是解决这一问题的关键人物,他毕业于享誉世界的剑桥生理学学院。年轻时,迈恩斯就是位钢琴奇才,一度打算当个音乐家。后来,这种对节奏旋律的偏好伴随了他一生。1912 年,26 岁的迈恩斯在剑桥获得博士学位。他是个狂热的摄影爱好者,将运动图像相机应用到了心脏生理,使用他熟悉的摄影师卢西恩·布尔首创的摄影方法,在溴化物纸上以每秒 15 帧的速度拍摄了去脊髓的青蛙心脏的收缩。毕业后,迈恩斯分别在英国、意大利和法国进行博士后研究，然后在蒙特利尔的麦吉尔大学（McGill University）担任生理学教授。这一时期内，迈恩斯在乌龟、鱼和青蛙的实验中取得了两项重大发现——也许是心脏电生理史上最重要的发现。

第一个发现是，除了正常传导路径，还有小的电通道。在正常情况下，这些无关的电路是协同激发的，不会影响心跳。但是，如果这种回路的一侧——我们称之为 A 侧——由于疾病、电信号异常干扰，或是心脏病突发造成的损伤，有了比 B 侧更长的不应期，当过早的脉冲到达时，仍处于不应期的侧支 A 则无法将其传递。这时，脉冲只能向下传导至 B 侧，因为 B 的不应期较短，已经恢复了兴奋。迈恩斯的伟大见解是，如果 A 侧在脉冲到达传导路径的底部之前恢复兴奋，那么脉冲可能会向上回到侧支 A，然后再次向下到达侧支 B（它的不应期较短，因此迅速恢复了兴奋性），并不断重复这一模式。理论上来说，如果没有进一步的外部刺激，这种冲动可以无限期循环。每循环一次，循环波的一部分就会从传导路径中泄漏出来，激活周围的心脏组织，就像灯塔信标向遥远的船只发送信号一样。这样，循环波就会取代窦房结的活动，成为心脏的主要起搏者。

迈恩斯称这一现象为"再进入"，他视觉化了水母环实验中的循环电流。他发表了一张目前仍在使用的经典示意图（下图），来说明这些心肌回路中的"圆环运动"，以及这种运动如何能够引发快速的心律失常。他同时指出，切断回路，可以立即中止循环波，这一发现，是当今许多心律失常治疗的基础。

今天对于"再进入"的描述保留了迈恩斯的观察。在这个方案中，圆形（或螺旋）波是在非导电组织存在的情况下形成的，比如心脏病发作后形成的疤痕。如果疤痕与脉冲的波长相比小很多，那么对于循环波来说，几乎就像不存在一样——好比一粒小小的鹅卵石划过

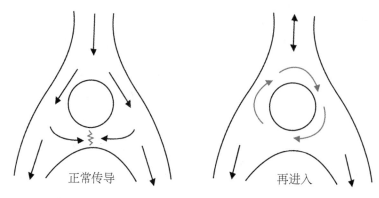

心脏再进入（利亚姆·艾森伯格，光洋设计）

时，水面波澜不惊。

但如果石头足够大，那波形很快就会破裂，当波的其他部分向前移动时，边缘就会滞后，从而导致部分开始卷曲（就像流动的水经过一个大岩石，并在下游形成涡流）。当前进到一定距离时，波的边缘成为了圆形（或螺旋）波的中心。

这种圆形模式说明，心脏组织需要从不应期恢复到可激发的状态，以便波传播而不是消失。最简单的模式是螺旋，那个标志性的迷幻形象，它锚定、循环，然后慢慢向外移动。迈恩斯在水母环实验中发现，这些螺旋波是自我维持的：它们可以不断地重新进入已经恢复了兴奋的组织，并无限期地持续存在。

螺旋波在自然界随处可见。它们是在烟雾通过冷空气（见本章开头的图片）或水流经鹅卵石时产生的。它们发生在超导体和阿米巴原虫的多细胞聚集体中，也发生在许多化学反应中。即使是宇宙中可见的物质也有组织地形成了螺旋星系。有这么多的自然表现，它在心脏中能看到也就不足为奇了。

虽然迈恩斯只在较低等的，如鱼类等动物中观察到"再进入"，

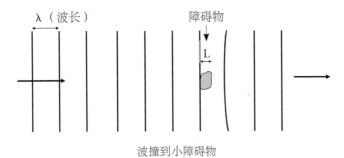

波撞到小障碍物

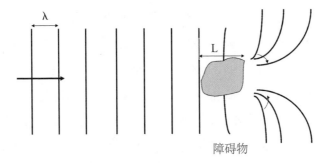

波撞到大障碍物

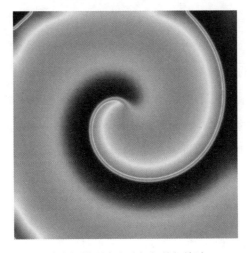

计算机模型中心脏组织的螺旋波

但很快，这一现象 1924 年在人类的心脏中也得到了证实。现在人们普遍认为螺旋波机制是大部分快速心脏节律异常的基础，包括心室纤颤，这是西方人死于心脏病的最常见原因。

心室纤颤时，心跳十分快速和不规律，泵血无法到达大脑、肺和其他重要脏器，从而引起突发的血压骤降和细胞死亡。尽管心脏仍在颤动，但血液流动已经停止。[1] 苏格兰生理学家约翰·亚历山大·麦克威廉在 1889 年写道："突发心力衰竭不是简单的心室静止，而是一种激烈的反应，是不规则和不协调的心室能量的表现。"在美国，每小时就有 40 个人在医院外发生心脏骤停，主要原因就是心室纤颤，幸存的人只有不到十分之一。90% 的人甚至还没被送到医院就死亡了。少数族裔和社会经济水平较低社区的情况最差，这可能是因为缺少外部除颤器和急救教育。院内心脏骤停患者的存活率也没有高多少，约为 25%。在过去的几十年中，由于心脏护理单元、社区紧急救援项目的大幅增多，以及心脏电生理学的发展，死亡率有所下降。然而，心室纤颤仍然是全世界数百万人的死亡通知单。每 33 秒，就有一名美国人死于心血管疾病（包括中风和心力衰竭），约占全国四分之一的死亡人数，大多数临终事件都是心室纤颤。心脏，既是生命的原动力，亦是冷酷的收割者。

心室纤颤最常见于患病的心脏，受损的细胞和中断的电信号创造了"再进入"的条件。然而纤颤——这应该是一种休克——也会发生在正常的心脏中。迈恩斯最重要的发现之一，是通过实验统计确定，心脏周期中有一个狭窄的时期，他称之为"一个易颤的时期"，持续

---

1 心室纤颤的概念很可能最早出自安德烈亚斯·维萨里，他在对缺氧动物的观察中发现，其心脏处于起伏蠕动的状态。

时间约为 10 毫秒——在此期间，刺激——电击或是胸部受到击打的机械能转换为电能，可以导致完全正常的心脏纤颤和心脏骤然停止。为了证明这一点，迈恩斯发明了一个装置，将铂金电极放在兔心的心室上，每次轻击莫尔斯代码，便给予一次电击。在某些情况下，他发现"只要轻拍一下莫尔斯代码，只要时机恰当，心脏就会开始纤颤"。时机至关重要。"也就是说，除非在某一关键时刻实施刺激措施，否则不会造成纤颤。"迈恩斯记录道。在易颤期之前实施的刺激不会有任何作用；在脆弱时期之后，刺激只会引发额外的心跳。但在易颤期给予的刺激可以使刚从最后一跳中恢复过来的组织兴奋，从而引发纤颤。在他 1913 年的报告《关于心脏的动态平衡》中，迈恩斯写道，他的发现"探讨了重要且耐人寻味的心脏节律错乱"，或是说心脏的疯狂。

若要理解为什么正常的心脏会"自杀"，易颤期的概念十分重要。例如，当一个健康的年轻运动员被棒球或冰球击中胸部，倒地不起，很有可能是因为被击中时，心脏恰好处于易颤期。科学家们已经证实了哺乳动物易颤期的存在。他们在心脏周期的不同时间里，以安装在铝轴末端的棒球击打小猪胸部，它们大约 8—12 周大，处于麻醉状态下。他们发现，当撞击发生在 10 毫秒长的窄窗，也就是上一次心跳后大约 350 毫秒的窄窗时，就会诱发心脏骤停。

发生在正常心脏的骤停机制也是"再进入"。在一个有疤痕的病变心脏内，原理很明显：正如我们所看到的，一个波通过与惰性疤痕相互作用而破裂，在其边缘形成螺旋形状。但即使没有疤痕，也可能发生再进入。在这种情况下，一个波通过与另一个波相互作用而破裂，围绕另一个波尾流中形成的不应期组织旋转，就好像存在疤痕一样。这被称为"功能性"再进入（而不是"解剖"再进入），同样致命。诱导螺旋波的冲动必须发生在正确的时间和地点，才能与上一波的尾迹发生碰撞。这正是迈恩斯在他的兔子实验中发现的易颤期。

1992 年，约瑟·贾利夫和他在锡拉库扎大学的同事一起，对心脏螺旋波进行了首次实验观察，并发表在《自然》杂志上。他们使用特殊的相机来检测注入特定化学物质的犬心脏组织的荧光，产生了一个形状为反转螺旋的图像，大小约为 2 厘米。贾利夫的研究小组发现，这些螺旋体经常锚定在疤痕或其他不均质的颗粒上，理论上能够无限期地循环，每次改变方向，便使信号恢复到充分的强度，正如迈恩斯首先发现的一样。

贾利夫还发现，螺旋波不必维持在固定位置。当螺旋移动时，它可以蜿蜒，就像螺旋在桌面上减速一样，它的尖端则形成花纹图案。最终，螺旋波接收到许多振动，它将后者打破，又制造了多个独立螺旋，刺激心脏进入无序状态，就像海浪在岸边碰撞，便留下厚厚的、湍流的泡沫。这就是室颤——一种心律失常，如此炽热，专注于它的使命，以至于你不得不将它从心脏驱逐出去，好让它停下。苏格兰生理学家马克·威廉在 1897 年写道："心室肌肉被抛入不规则收缩的状态，而动脉血压则有很大的下降。心室随着壁部快速颤动的加速而被血液扩张，无法排出其内容物。"这实质上是电流混乱，心脏（及其主人）很快就会死亡。[1]

2000 年刊登在《美国国家科学院学报》的一项研究中，艾伦·加芬克尔和他在加州大学洛杉矶分校的同事们，用一种特殊的显微镜对

---

[1] 大卫·鲁尔和弗洛里斯·塔肯斯在 1971 年一篇题为"关于动荡的本质"的论文中首次提出，一个可兴奋的系统可以退化为混乱。他们在数学上证明了一个包含 3 个或更多耦合振荡的系统本质上是不稳定的。他们的预言是实验性的，在流体动力学和后来的电子材料研究中得到证实。他们的工作证明，心室纤颤是空间和时间的混乱。

猪心脏切片进行了成像，显示组织颤动时，螺旋波便分解成多个新波，令心脏进入混乱的模式。目前尚不清楚螺旋波破裂导致纤颤的确切原因，但可以确信的是，这与心脏细胞恢复兴奋的速度有关，这一特性被称为复原。复原取决于许多因素，但它可以因冠脉血流受阻——正是我两位祖辈的致死机制——以及心理压力期间肾上腺素的激增而加强。不管是什么原因，当心脏细胞变得更容易兴奋时，螺旋波的敏感性也会随之增高，电流环境中的微小扰动都可能引发其振荡，导致崩溃。心脏复原的"加速"甚至可能是"巫术死亡"潜在的机制，据人类学家记载，这一神秘而突然的死亡通常发生在极端强烈的情绪压力时期，如巫医的诅咒之后。已经证实，拮抗肾上腺素的β–受体阻滞剂能有效预防这种致命的心律失常，这或许就是为什么米奇·夏皮罗（贝尔维尤的电生理学家）时常说，β–受体阻滞剂应加入纽约市的供水中。

·

迈恩斯对再进入和易颤期的研究开启了心脏电生理的新时代。遗憾的是，他没能见证自己的研究大放异彩的时刻。1914 年 11 月 7 日，寒冷的周六夜晚，一名看门人走进麦吉尔大学的迈恩斯实验室，发现他躺在实验室的长凳下，身上连接有监测设备。他被紧急送往医院，但午夜前不久，便宣告不治，再也没有醒来。对于死因，尸检报告没有定论，但医学史学者认为，他死于在自己身上进行"易颤期"的实验。在去世前一个月，28 岁的迈恩斯向麦吉尔的教工们发表了一次演讲，使人们更有理由这么猜测。在演讲中，迈恩斯以同时代的科学家们为例，赞扬了自我实验的精神，如切断自己的神经以了解皮肤感觉的本质，或亲自吞下塑料管来研究消化的生理特性，等等。可以想见，迈恩斯决定以自身对易颤期理论进行检验。迈恩斯不知道沃纳·福斯曼，他悲剧的亲身实验，比那个豪迈的德国人举起导管插向自己的心脏还早 15 年。

电 机

除颤仪的发明与应用

当事临绝境，病入膏肓之际，权宜之计看上去也不那么极端了，此时再加上勇气，能化险为夷也毫不稀奇。

——查尔斯·P. 贝利，菲律宾哈内曼医疗中心心脏外科医生

"我提醒过他，再不采取措施，可就活不过今年了！"某天下午，家庭护士肖恩给我打电话，他说的正是我那位全身佩戴磁石的病人杰克。"他的心脏快不行了，不该再折腾那些保健营养品了。"肖恩很沮丧，顿了顿，"你知道他怎么回我吗？"他嫌弃地说，"那会疼吗？"

我嘱咐过杰克每周来检查一次，可尽管心衰越来越严重，他却一直拒绝我的建议，并深信草药和磁石会最终拯救他。由于缺乏家庭和社会支持，杰克不符合心脏移植的条件。没人能为他安排各种杂务，并确保他按时复诊和服药。他唯一的选择，是 4 万美元的植入式除颤仪或临终关怀。平静了几天，肖恩告诉我，杰克又感到非常不适，因

为肺部液体积聚，他沉睡在椅子上，几个小时醒来一次，然后喘气。最后肖恩说服了他安装除颤仪。

我安排杰克入住贝尔维尤的心脏重症监护室，并且优先安排心脏导管介入检查。和往常一样，他很快对医务人员们感到厌烦。有天早上他和护士吵着要回家，我便被紧急喊了过去。我到时，他正躺在小小的帘子后面，在皱巴巴的床单上缩成一团，姿势像个胎儿。薄薄的塑料氧气管紧紧固定在他凹陷的双颊。我立即旋开绿色的氧气开关，流量表上的小球轻快地跃起，悬停在增多的氧气流量中。

"我的胸部中间很疼。"杰克说，没有看向我。一顶脏兮兮的白色毛线帽代替了他的圆礼帽。他比上次见面时更憔悴了。我不由得涌起一阵怜悯，同时很生气。"所以杰克，你需要造影检查。"我说道。

"你们本该在今天早上就完成它。"他吼道，半闭的双眼闪着愤怒，"又拖延了一天。"

我向他解释，检查安排在第二天。如果他的冠状动脉没有问题，之后我们会立即为他植入除颤仪。

"你这样说，其他人那样说。"

"好吧，我说了算。"我连忙回答。作为资深心脏专科医师，我很庆幸自己能最终做主，至少对自己的病人负责。

"知情同意书上提到了紧急情况下的冠脉搭桥手术，"杰克继续嘀咕，"我不想那样。"

我解释，那只是一份模板式的知情同意书。任何有可能发生的风险和并发症都必须包含在内。

"在你出现以前，我生活得很好。"杰克边说边试图坐起来。

"你误解了。"

"但这是我的生命！"

"当然了，但是杰克——"

"不！"他尖叫着，充满伤感，"我知道你想干嘛，不就是想从我这儿捞点钱。瞧，我快死了，就让我死，我才不怕死，我只是想按自己的方式来。"

我很难过，很显然，他不想承认自己需要我和现代医疗来帮助他活下去。但除了专科训练给予的技术，我没有别的能帮他的地方。虽然我也没法儿确定除颤仪是不是正确的选择，可一旦决定，就没有理由再左右摇摆了。

"我在帮你，杰克，"我边说边坐在他身旁，"你要我做的我都做了，我读完了纳尔医生（那个自然疗愈师）的治疗方案，但他没有接我的电话，助手说不认识你。"（后来我了解到，纳尔是一位有名的替代疗法医师，他否认是 HIV 导致了人类免疫缺陷症，反对疫苗接种，同时贩售各种自制的营养补充剂，宣称可以治疗包括癌症在内的各类严重疾病。）

"那是我的错吗？"杰克咆哮。

"听着，杰克，我不会勉强你做你不愿意的事，"我说，向他靠近了一点儿，"我想你需要除颤仪。否则你就不会来医院了，这多浪费时间啊！"

床帘外发出沙沙的响声，可能是哪个实习生在聆听。杰克一下子坐直了。"我早就说过，你太武断了，"他说，"很遗憾，你的药一点用也没有，现在我们又回到开头了。我不怪你，你习惯告诉别人该做什么，但这些对我根本不起作用。"

但最后，还是起作用了。打了一针安定后，杰克平静了下来，并同意继续。我想他也明白，除此之外别无选择。不过他用手指指着我，轻蔑又愤怒地说："要是敢被我听到你夸口说搞定了我，你就完了。"

•

乔治·迈恩斯在心脏电生理学领域做出了开拓性工作，此后的几十年里，电力在工业化国家得到了广泛的应用。到了 20 世纪 30 年代，电力已经覆盖了美国 90% 的城市居民。从有轨电车到灯泡，再到家用电器，电力给人们的生活方式带来了革命性的变化。当然，那时的科学家们也都知道，电能也为心脏提供了动力。但是，当心脏发生线路故障时，人造动力也可用于控制心脏吗？就像自动洗碗机一样？这个挑战困扰了整整一代研究人员。

在波士顿的贝斯以色列女执事医疗中心，心脏病专家保罗·佐尔迈出了第一步。二战期间，佐尔被分配到英国的一家军队医院，担任外科医生。当看着创伤外科医生从士兵的心脏中取出弹片时，他被心脏肌肉的兴奋打动了。他写道："只要碰一下，它就会给你带来一连串额外的节拍。那么，为什么对任何触碰都如此敏感的心也会死去，只是因为没有什么东西再来刺激它了吗？"

战后，佐尔开始治疗完全性心脏传导阻滞的病人，这是一种常见的心脏导管系统疾病。在完全的心脏传导阻滞中，来自心房的正常电脉冲无法到达心室。心室是主要的泵腔，它必须通过一个备用的起搏器来产生自己的节律，而这个起搏器通常比心房的起搏器慢得多。患有心脏传导阻滞的病人时常有危险的缓慢心律。有时，他们会因为血流缓慢而晕倒。在少数情况下，甚至可能发生心脏骤停和猝死。

在第一项实验中，佐尔将一个电极滑入一只被麻醉的狗的食道，将电极放置在离左心室几厘米远的地方，以便最大限度地对心脏进行电刺激。令他惊讶的是，他发现自己可以通过外部产生的脉冲来捕捉心跳。佐尔意识到，在紧急情况下，一般来不及将电极送入昏迷病人的口中，再通过食道，所以在第二项实验中，他放弃了食道电极，直接将电极应用于胸部。胸部电极也能奏效，只需要一个更大的电流通过肋骨和胸部肌肉。然而，给予外部冲动的时机必须是完美的；在易颤期刺激心脏可能会导致心脏纤维性颤动。因此，佐尔发明了一种算法，可以通过分析心电图来触发刺激。

在志愿者身上，外部起搏能奏效但非常疼痛。电流会引起胸部肌肉收缩，这很疼，并很快造成皮肤起泡和溃疡。此外，像医院的其他部分一样，外部起搏器由市级电网供电。当病人想要走动时，电源线必须沿着医院走廊，甚至沿着楼梯井。电网也容易发生关闭和失效，当它应用于一个完全性房室传导阻滞的依赖起搏器的病人时，很难让人放心。因此，体外起搏只是用于传导阻滞的一种短期疗法。

为了获得更好的解决方案，一个革命性的想法出现了：在体内植入一个起搏器，让它能够直接对心脏而不是胸部肌肉进行刺激。心脏几乎没有感觉神经末梢，所以心内活动不会造成疼痛。此外，它由自带的电池供电，这种植入式起搏器可能更为耐用、更加可靠。

直接心脏起搏是在美国明尼苏达大学医院的外科实现的。交叉循环的先驱沃尔顿·利乐海知道，传导阻滞是心内直视手术的常见并发症，不论是在他的交叉循环时代，还是 1954 年开始应用心肺机以后，都是如此。缝合室间隔缺损可阻断传导通路，或引起炎症反应，暂时干扰传导通路。1956 年在明尼苏达召开的一次关于发病率和死亡率的会议上，一位生理学家提出，通过心脏表面的电极直接对心脏起搏可以解决这一问题，它能使刺激以更低的电压传递到心脏，并且比胸壁的外部起搏更可靠。

利乐海的团队把这个设想带到了米勒德楼的实验室。他们在麻醉的狗的心室传导系统顶部周围进行缝合，从而制造出心脏传导阻滞。

不出所料，狗的心率迅速下降。然后，他们在心脏的外壁缝上一根电线，把它连接到一个脉冲发生器上，打开电路，结果心率恢复了正常。

1957年1月30日，在对50只狗进行实验后，利乐海首次在人类身上使用这种"心肌导线"。一个6岁的女孩，在室间隔缺损修复手术中发生了心脏传导阻滞。当电线就位并连接上脉冲发生器后，女孩的心率立即从每分钟30次增加到85次，手术后她活了下来。很快，每当病人在心内直视手术期间或术后出现心脏传导阻滞的迹象，利乐海便使用心肌导线来应对。他的设备是第一个长期留在人体内部的电子仪器，它工作得很出色，但也只是一个暂时的过渡，因为电线必须通过外科手术切口从胸腔中取出，才能连接到发生器上，导致感染可能。虽然比外部起搏更有效，但它主要是被设计用来治疗短期、术后发生的心脏阻塞。

就像外科医生利乐海所做的很多事一样，心肌导线也是首创于他。没人知道把一片金属留在人体内会不会导致诸如感染、出血以及疤痕等并发症，因为需要切开皮肤打开进路，也许会为细菌敞开大门。不去尝试是不可能知道答案的。但这是利乐海，他比20世纪的任何一位医生都更擅长不按常理出牌。

然而，依然需要一个长期方案来解决心脏传导阻滞。老年人经常因为心肌梗死或年龄相关性瘢痕造成慢性心脏传导阻滞，他们需要长期起搏才能活下去，从数月到数年不等。1957年至1960年间，世界各地的研究小组竞相设计和测试一种完全植入式起搏器。最终，低调的布法罗大学电气工程师威尔逊·格雷特巴奇拔得头筹。

在过去的世纪中，涌现了不计其数与心脏有关的科学创新，而赋予格雷特巴奇灵感的，则是一个错误。20世纪50年代初，格雷特巴奇在纽约州伊萨卡附近的一个畜牧场工作，当时他正在测试监测绵羊和山羊心率和脑电波的仪器。他从两位来休假的外科医生那儿听说了心脏传导阻滞。"听到他们的描述时，我知道自己能解决这事儿。"格雷特巴奇后来写道。几年后，格雷特巴奇正在布法罗使用新发明的晶体管进行实验，他无意中在电路里安装了一个电阻器，它发出了一个脉冲为 1.8 毫秒的信号，停了一秒，然后重复——模拟了人类的心跳。"我难以置信地盯着它，意识到这正是驱动心脏所需要的，"格雷特巴奇写道，"在接下来的 5 年里，世界上大多数起搏器都使用（这种电路），只是因为我拿错了电阻。"

1958 年春天，格雷特巴奇拜访了布法罗退伍军人医院的外科主任威廉·查达克博士，向后者说明了自己的设想。查达克欣喜若狂。"如果能做到的话，你每年将拯救一万人。"他告诉格雷特巴奇。于是格雷特巴奇回到自己的实验室，用德州仪器公司的两个晶体管制作了一个原型设备。3 周后，查达克进行了狗的实验。两人看着这个小小的仪器控制着心跳，充满了敬畏。"那是我一生之中最快乐的时刻，我的两英寸电子小玩意儿掌控了一颗活生生的心脏。"格雷特巴奇写道。从古至今，哲学家和医生们都梦想着掌握人类的心跳。现在终于实现了，只不过利用了简单易行的电路原理。这是科学史上一个开创性的时刻。

尽管如此，格雷特巴奇的设备依然存在问题。它是用电子胶带密封的，几小时后体液浸入，导致它失灵。"事实证明，温暖潮湿的人体环境远比外太空或海底更恶劣。"格雷特巴奇写道。因此，他尝试将电子器件封在固体环氧树脂中，使它们更加不透水，从而将它们的寿命延长到 4 个月。格雷特巴奇没有外部的资金援助，同时还要分出精力到查达克拥挤的实验室以及他自己屋后的小车间工作，他钻研着永久性心脏起搏器的关键问题：电池寿命，自身绝缘，以及随时间推移不断上升的刺激阈值和电流要求。（在此过程中，格雷特巴奇发明了第一块经久耐用的锂电池，至今仍在各个领域广泛使用。）到 1959 年夏末，格雷特巴奇已经花光了 2000 美元的积蓄，手工制作了 50 个植入式起搏器。他在动物身上做了 40 次试验；剩下的则用于人类。1960 年 4 月 7 日，首例人工心脏起搏器植入手术施行，患者是一名完全性心脏传导阻滞的 77 岁男子。术后，他活了 18 个月。医生把电线连接到心室外壁，但后来采用的则是加拿大外科医生威尔佛雷德·比奇洛的方法，就是开创低温手术法的那位，他将电线通过静脉直接与心脏连通。查达克 / 格雷特巴奇起搏器工作得非常出色。有位病人体内的起搏器工作了长达 20 年，并且一直活到 80 岁。

1960 年秋，格雷特巴奇和查达克将植入式起搏器授权给了明尼阿波利斯一家叫作美敦力的小公司，这家公司是由厄尔·巴肯创办的，巴肯是一位电气工程师，曾与利乐海一起工作。他们立即投入了生产。到年底，美敦力订购了 50 个起搏器，单价 375 美元。格雷特巴奇继续研究测试晶体管和其他元件，使用的是他位于纽约州北部住所里设置的工作台和两只烤箱。（后来，美国"民兵"核导弹项目沿用了格雷特巴奇的许多质量控制方法。）心脏起搏器的市场需求迅速飙升，1970 年植入了约 4 万个，1975 年植入了约 15 万个。今天，全世界有超过一百万的起搏器在人体内工作着。1984 年，美国国家职业工程师协会经过评选，将植入式起搏器选为过去半个世纪对社会最重要的十大工程贡献之一，并将荣誉授予发明者威尔逊·格雷特巴奇——来自纽约州北部的谦逊工程师。

除了完全性的心脏传导阻滞，20 世纪中叶，心脏电生理学家们致力于解决的另一个问题是心室纤颤，在全世界，这种心律失常是造成猝死的主要原因。在世纪之交，珍·路易斯·普雷沃斯特和佛雷德里克·巴特利，两名日内瓦大学的法国研究人员发现，电流不仅可以引发心室纤颤，也能制服它。他们能够用相对较弱的交流电诱发动物的心脏纤颤，然后用更大的"去纤颤"震动使其终止，重启心跳。

几十年后的 1947 年，在克利夫兰凯斯西储大学医院，一名 14 岁的男孩接受开胸手术时，发生了心脏骤停，外科医生克劳德·贝克成功地在手术室里首次使用了电除颤器。男孩幸存并出院了。贝克后来写道，除颤是一种拯救"不应死去的好心脏"的工具。他设想，这一方法"正处于拯救生命的巨大潜力的开端"。

与电子起搏一样，除颤首先采用的是体外方式。1956 年，哈佛大学的保罗·佐尔，同时也是体外起搏的开先河者，第一个成功实施了人体体外除颤。其他科学家也纷纷做出了各自的贡献，尤其是约翰·霍普金斯大学电气工程教授威廉·考恩。几十年来，考恩一直致力于体外除颤的研究，主要是在老鼠和流浪狗身上进行实验。1957年，他在约翰·霍普金斯医院 11 楼的研究实验室组装了一个除颤仪。那年 3 月，某天凌晨两点，一个 42 岁的男子来到急诊室，主诉为消化不良，但事实上他发生的是急性心肌梗死，在脱衣服时，他因心室纤颤而瘫倒在地。住院医师戈特利布·弗里辛格听说过考恩的除颤仪，于是跑到楼上去拿，实习医生则在试着复苏病人。弗里辛格说服了保安人员让他进入柯文霍温的实验室，将重达两百磅的巨型除颤仪推到了急诊室。两个电极片一个在胸骨上，另一个在乳头下，两次电击之下，病人得救了。这是全世界首例成功的紧急心脏骤停除颤。

考恩的研究获得了意外的收获。20 世纪 50 年代后期的犬类实验中，考恩所在实验室的研究生盖伊·尼克博克发现，当除颤器电极被按压到位，此时即便未施加任何电流，血压也会略微上升。尼克博克与外科医生詹姆斯·裘德合作，证明按压胸部可以压迫心脏，让心脏停止后的血液能暂时继续循环，从而提升血压。这一发现，为今日在心肺复苏期间引入胸部按压这一标准治疗技术奠定了基础。不到一年，这项技术也普及到了消防员和其他救援人员，同时也意外地让尼克博克自身受益。1963 年，他的父亲突发心脏骤停，经由心肺复苏术抢救成功。

20 世纪 60 年代，外部除颤仪在新设立的冠心病监护室迅速普及。这些机器用于治疗心脏病引起的心律失常，但并非疾病本身。这些监护室的监测证实，心室颤动是心脏骤停和猝死的最常见原因。1961 年，由哈佛大学的伯纳德·朗恩领导的一个小组采用了计时器使除颤仪与心电图同步，以避免在"脆弱时期"对心脏造成冲击。

但与心脏起搏器的情况一样，外部除颤仪也很笨重，而且在少数情况下，患者仍然有意识时，使用它们会造成很大的痛苦。此外，救援者依靠外部观察，在紧急情况下可能判断有误。因此与起搏器一样，目标是实现微型化、自动化，并将其植入体内。

虽然有几个小组参与了外部除颤仪的发明，但真正负责植入式除颤仪的只有一个小组，由在巴尔的摩赛奈医院的米歇尔·米罗斯基领导。米罗斯基是犹太人，出生在华沙，一生都过着漂泊的生活。1939 年，德国入侵占领波兰后，少时的他便离开家人并逃离了祖国（他是家族中唯一在战争中幸存下来的人）。最终他回到波兰并加入了军队。战争结束后，他在法国接受了医疗培训。作为犹太复国主义者，他最终搬到了以色列。1966 年，他已经是一名心脏病学专家，而密友兼导师亨利·海伦的死，改变了他的一生。海伦死于室性心动过速，这是一种恶性节律，通常是心室颤动的前兆。就像许多所爱之人猝死于心脏疾病的人一样，这也成了他一生的魔咒。

1968 年，米罗斯基移居美国。作为赛奈医院新成立的冠心病监

护室主任，他开始在医院研究大楼的地下室进行研究。海伦去世后，
他在以色列设想过建立植入式除颤器。米罗斯基与另一位心脏病专家
莫顿·莫尔搭档，一起绘制了该设备的蓝图。米罗斯基知道终止心室
颤动需要强电击。然而，他相信大部分能量都消散在了心脏周围的组
织中。他想知道如果电容器（一种存储电荷的电子元件）与心脏直接
接触，一个简单的电容器的放电是否足以终止颤动。米罗斯基和莫尔
与工程师合作设计了检测心室颤动的电路，并通过电池触发电容器充
电。这些挑战非常艰巨，包括将电路小型化，设计电子器件以确保提
供适当的电击（同时避免可能引起患者心室颤动的不适当电击），并
组装一台足够强大的除颤发生器，每次颤动发作都能提供多次电击。
这对搭档独自工作，和格雷特巴奇一样，他们用自己的钱购买实验动
物和电子元件。有一次，他们从附近餐馆偷了勺子来制作植入式电
极。米罗斯基极端专注，志如钢铁。他的"三大法则"就是：不要放
弃；不要屈服；打败那些混蛋。

　　1969 年 8 月，米罗斯基和莫尔将一根金属导管放入狗的上腔静脉
内，并在狗的胸部皮肤下放一块金属板——一个破碎的除颤器桨。他
们通过在脆弱期的心脏施加弱电流刺激来诱发心室颤动。然后，他们
用一次更强的 20 焦耳电击终止了颤动并使狗复苏。为了宣传，他们
还制作了一部电影：一只狗开始时因心脏骤停昏迷，然后以植入式除
颤器进行电击，最后狗从地上站起来，并摇着尾巴。当观众暗示这只
狗已经被训练得能够摔倒和站起来时，米罗斯基记录拍摄了同时出现
的心电图序列证明狗的心脏确实在颤动。这部电影让许多医生相信，
米罗斯基正在从事对临床具有潜在的巨大益处的东西。1970 年春天，
美敦力公司的厄尔·巴肯访问了米罗斯基的实验室，参观了他的设
备。米罗斯基也进行了精彩的狗实验演示，巴肯询问，如果复苏的狗

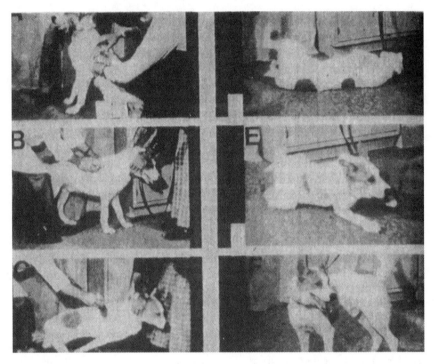

一只狗在发生心室纤颤后倒下，经过成功除颤后又站了起来（感谢《搏动与临床电生理》）

没有被除颤会发生什么，米罗斯基就将除颤器断开，让狗持续心室颤动，什么都不做，狗很快就死了。

后来米罗斯基发生了一次重大失误，巴肯据此认为他的设备在商业上不可行。由于猝死基本上是随机的，他想知道米罗斯基如何识别风险最高的患者。（米罗斯基重点关注已经幸免于心脏骤停的患者，而患有心脏病但无心脏骤停史的病人是否可以从植入式除颤仪中获益，是他无法回答的问题，也是心脏病专家仍在努力解决的问题。）巴肯还想知道米罗斯基将如何测试他的设备。他是否必须让人们心脏骤停才能确定他的装置是否有效？（答案是肯定的。）这是否符合道德标准？

　　米罗斯基和他的团队继续独自研究，没有受到影响，而且基本上没有资金。1980 年 2 月 4 日，他们终于进行了第一次人体试验。受试者是一位 54 岁的加州女性，她曾多次发生心脏骤停。在操作过程中，约翰·霍普金斯医院的外科医生在她的上腔静脉中植入了一个电极，并在其左心室表面缝合了一个贴片电极。他们把除颤发生器嵌入她的腹部。（就像我当年在医学院解剖的尸体一样，在腹腔内安装了早期的起搏器和除颤发生器。）然后，为了测试该装置，他们让她产生心室颤动。设备最初没有激活，15 秒后，在米罗斯基和他同事们的注视下，这位女士当场失去了知觉。正当他们准备使用外部除颤仪时，植入式除颤仪终于工作了，一次电击后，她便苏醒了过来。尽管《新英格兰医学杂志》拒绝了米罗斯基关于他的动物实验的第一篇论文，但很快一篇题为"体内植入式自动除颤仪终止恶性室性心律失常"的论文发表，记录了他对前三个实验对象进行实验的经历。5 年后，也就是 1985 年，FDA 批准了该设备的商业生产。

·

　　体内除颤仪获得 FDA 许可后的第十七年，我的病人杰克打算成为米罗斯基这一发明的受益者，但有些不情愿。在咪达唑仑和安定的轻度镇静下，他躺在导管室的床上，由泡沫楔支撑着脑袋，以助呼吸，整个人平静而专注。当我把针头刺入他的腹股沟以备导管介入时，他表现得既困惑又兴奋。"天哪，我的血！"他说。

　　这次的右冠状动脉有点难插，可能是解剖异常，起点不是在通常的位置。福克斯医生更换了另一种形状的导管。"它就是这么进入我身体的啊？！"杰克说道，我一面向他解释目前的状况。"看来我是个异端。"很幸运，左右冠脉都很干净，基本正常。中段有个小斑块，但估计没有什么威胁性，我们决定暂不处置它。我告诉杰克造影已经完成，他让我们继续。"想要的话，再来一个小时也没问题哦！"这话逗笑了洗手护士。杰克很享受这种成为焦点的感觉，哪怕躺在手术台上，他也不会放过任何一个展示个人魅力的机会。

我们把杰克移到担架床上，转送到隔壁的电生理单元，在那儿，我们将为他安装火柴盒大小的除颤仪。刺目的灯光下，他的病号服被脱下。我开始用 3 种杀菌剂消毒他的胸部，然后将浸满抗生素的薄膜覆上皮肤。除颤仪引起的感染比较罕见，概率小于千分之一，可一旦发生，就需要手术开胸取出仪器，所以必须保证术野无菌。不一会儿，牛奶状的麻醉药进入了杰克的身体，这能使他免于手术疼痛，但不会影响自主呼吸。

潇洒的电生理主诊医生夏皮罗来了，走路带风。"亲爱的，我回来啦！"他大声地调侃着护士们。我们一块儿洗手上手术台。我把手术台调整到头低脚高位，这样血流可以充满病人的胸部，使静脉更清晰。夏皮罗打了一针普鲁卡因，局部麻醉皮肤和软组织。"痛。"杰克咕哝道，但夏皮罗让他别再说话。"这很危险。"他说着，边冲我眨眨眼，将麻醉剂量调大了一些。

夏皮罗用电刀在左胸近肩处划开了两英寸长的切口，一路解剖，钝性分离，到白色筋膜层，胸肌深面，找到一个放置除颤仪的囊腔。杰克很瘦削，我们将仪器尽量放置到肌肉深处，以免太过肿胀。我站在一边，基本以观摩为主，有时帮着电凝一下出血点，淡淡的烟雾随之逸出。每隔几分钟，夏皮罗就退后一步，踏着电波乐曲（《葛洛仙妮》和《大龙虾》）起舞，动作野性十足。

不一会儿，夏皮罗把 22 号针插入了胸部静脉，拉回注射器的针座，砰——针管内充满了褐色血液，正是低氧静脉血的颜色。滑若琴弦的导丝穿过针孔，抵达静脉，拔针，完美。"永远不要松开导丝。"他说，我紧张地点点头。夏皮罗将塑料导管沿着导丝嵌入，然后缓缓抽出导丝，导管就位。接着，他将细小的电极沿着中空的导管一点点推进，直入心脏。实时 X 线屏幕上，它盘旋在搏动的器官表面，似一条随时准备吐信的蛇。它轻轻地扣在右心室内壁上，从此和主人休戚与共。夏皮罗抽出导管，留下导丝，并置入了第二根导丝，经由大静脉到达左心室表面，然后，他将火柴盒大小的发生器轻轻置入胸肌下囊，与两根导丝相连。

完事儿了。几个月后，这个"磁石粉"杰克，终于装上了除颤仪。现在，该测试一下它的除颤功能了。美敦力公司的业务员是位严肃的长者，招呼我到房间另一侧的电脑旁。"动手吧，"他说，"准备杀死你的病人。"

我将通过仪器在"脆弱时期"刺激杰克的心脏，引发心室纤颤。我按了几下键盘上的按钮，仪器会在心脏跳动 3 次之后，以可变的延迟发出一个额外的脉冲，这个脉冲将会延时到"脆弱时期"，从而导致心脏骤停。电脉冲流发出卡通游戏般的连续顿音，像吃豆精灵在吞吃点点一样。我在 330 毫秒开始给予刺激，屏幕上出现了一些不规则的波形，显示电活动发生了紊乱，但还是恢复了正常心律。我又分别在 320、310 和 300 毫秒重复刺激，结果如前。但是下一拍，290 毫秒，我们想要的来了。在显示器上，杰克的栅栏状心律变成了以不同频率振荡的正弦波。这是心室颤动，死亡的节律。"开始吧，"业务员兴奋地说。他开始数："5……10，15"，按照设定，在 18 次正弦波循环后，将给予电击。虽然杰克之前一直醒着，但这会儿当我望向他时，他已然没有了知觉。咚——一记闷响，从杰克胸骨内传来，像有什么人给了一拳，他的身体突然弹了一下。是除颤仪的火花。屏幕上，高尖波与平波过去，又恢复了正常的波形。护士轻拍杰克的脸庞。"醒醒，"她说，"结束啦。"

后来，我问夏皮罗，引发室颤之后，要是万一植入式除颤仪失灵，外接除颤仪也不起作用，那该怎么办？"这事儿确实发生过，"他说，"你把这些软乎乎的心脏电趴下了，却没能叫醒它们。"他停顿了一下，擦擦手。"这让人难过。"他答道，似乎勾起了什么不愉快的回忆，接着又瞥了我一眼，说，"非常难过。"

·

几周后，我在诊所见到了杰克。他又穿着那件旧式外套，戴起了圆礼帽，看上去比以往更加风度翩翩。按他说的，自个儿感觉不错，体重轻了几磅，脸色看上去也红润了些。

因为磁石会影响体内除颤仪的作用，他已经告别了那些小玩意儿。（这或许是他长久以来拒绝安装除颤仪的缘故。）我检查了植入处的切口，皮肤有些发红，但完整干燥，表面盖着小敷贴。

"我的腿有些肿，家庭护士建议增加利尿剂的用量，"杰克说，一边望向桌子，"你怎么看？"我禁不住笑了，几个月前我就向他这么建议了。"我认为很不错，杰克。"

他还提起，出院前他曾希望增加福辛普利，一种他在服用的药物。"但有时它使我眩晕，"他说，"能不能减半？"我开怀大笑。杰克曾是个最固执的家伙（还记得自然疗法吗？），这会儿俨然已成为现代心脏病学的信徒了，当然了，这一切都是为了拯救他。

　　可还没等我发表意见，他又开始抱怨了，说医院停止了给他开草药制剂。"他们给了我镁剂，但这种葡酸盐形式的根本没法吸收。"回家后，他照例先是一杯保健品复合剂。"终于感觉好多了，"他说，"不会再有那种事儿啦。"

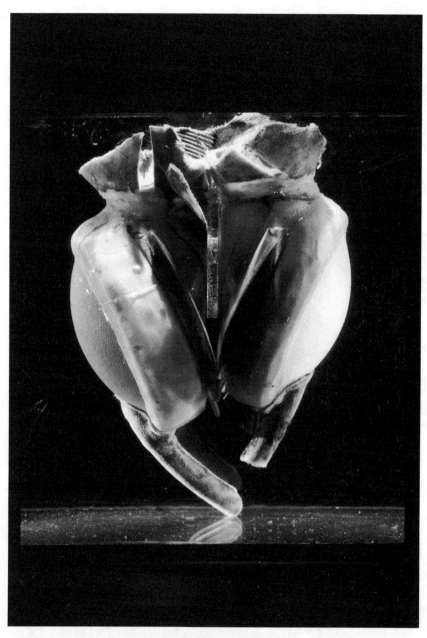

第一颗全人工心脏（获赠于丹顿·库里博士，史密森尼美国国家历史博物馆，医学与科学分部。授权刊登。）

更　替
你能给他一颗新的心脏吗？

　　对终末期心力衰竭的病人来说，这选择（心脏移植）一点也不费劲儿……被狮子追到了满是鳄鱼的河岸边，跳下去，至少还有游到对岸生还的可能性。

——克里斯蒂安·伯纳德，南非外科医生

　　患者母亲抹着口红，厚厚的一层，不修边幅，双眼红肿，头发梳成一个小圆髻。她坑坑洼洼的棕色脸颊上挂着泪痕，看到我时，泪水又涌了出来。

　　我们都知道，她25岁的儿子哈利因卓已时日无多。我一直很害怕和她谈话，她也意识到了这一点。当我告诉她，需要和她谈谈她儿子病情的时候，她让我们和她的丈夫讨论，即哈利因卓的父亲。他是个单纯的人，职业是推销员，下颌方正，即使妻子在悲伤地恸哭，他仍静静地坐着。终于他也难以克制自己的情绪，搂着妻子生硬地说，

"来吧，女人，来吧。"

他们的儿子在急诊室的担架上蜷成一团，费力地喘着气。在过去的几天里，他的呼吸变得更加急促，他们不得不把他带到了医院。他的嘴唇结痂，眼窝深陷，身形纤瘦，以一种很不自然的姿态躺在床上，身体几乎弯曲成折叠的样子，这是弗里德里希共济失调的表现，这种遗传性神经疾病剥夺了胳膊和腿的运动功能，并在最后阶段破坏了心脏。心超的检查显示，他的心脏与其说是在跳动，不如说是在蠕动，它十分努力地试图将心腔内的血排出去。虽然他已经是个成年人了，可看起来也不比十几岁的孩子大多少。脸上的一缕小胡子，使他能和大厅里的那些青少年区别开来。我打算圣诞节时送他一个 Xbox，就像买给我儿子莫汉的那样。哈利因卓很想要这礼物，但他的家里却无力负担。悲哀的是，他也从没玩过。当假期即将来临时，因为太过虚弱，他只能躺在床上，或是被禁锢在电动轮椅里。有次他母亲给我看他小时候的照片，他一脸尴尬。照片中，他穿着红色背心站在码头边，露出宽宽的肩膀，身后搁着一大桶水。当我问他是否喜欢这张照片时，他点了点头，目光瞥向一边。当护士问他的照片里是不是他时，他大声咕噜道，是的。

他回到了医院。一个月前，他就入院了一次。当心力衰竭患者开始频繁地住院治疗时，就意味着他们的病情正在不断地恶化，同时也表明他们的生命即将走到终点。

我请哈利因卓坐起身，为他做背部的听诊。他父亲马上跳下椅子，在我还没来得及纠正自己的时候抱歉地说道，"他不能坐，医生。"

"噢，是的，当然了。"我答道，一边默默地责备自己。是我忘记了。

我们轻轻地扶起哈利因卓，他的肺部听诊是破裂音。当我用手压在他那巨大的肚子上时，他的颈部血管便突了出来，像吸管一样明显。终末期心衰的典型症状包括呼吸短促、疲劳、恶心、精神疲乏，这些症状哈利因卓都有。

我收起听诊器，并从担架旁挪开。他的父母注视着我。

"别让他死，"他的母亲呢喃着，好像要读进我的心里去，"我们还没准备好说再见。"

我请哈利因卓的父亲到病房外面。在走廊里，我们正视着对方。这位父亲留着修剪整齐的胡子，他是一位兼职印度教牧师，额头上还留有红色粉末的痕迹。

"他的心跳越来越虚弱了。"我不知从何说起。

"它会变得越来越弱，最后停止跳动吗？"他问道。我点了点头，没有精力去纠正他的误解。我能感觉到他的绝望，因为我也有一个儿子。

我还记得他告诉我哈利因卓是如何生病的。"他习惯性地拉拉头发，咬着衣服，"他父亲回忆着，"学校里的老师说他有点不对劲。"他们把他带到儿科医生那儿做了血液化验。"我不知道他们把血送到哪里化验了。后来我们带着 7 管血标本去了 7 个不同的地方，然后他们得出了同一个结论。他们告诉我们，哈利因卓会终生坐在轮椅上。我们不信，可结果他们却是百分百地正确。他们所说的一切，到今天都应验了。唯一错了的，就是说他还可以再活 15 年，直到 25 岁。"

现在，在他垂危的儿子的房间外，他问了一个让我一直很担心的问题，"你能给他一颗新的心脏吗？"。

·

许多疾病都有一个共同的最终途径，心脏疾病的归途则是心力衰竭。在最常见的情况下，心脏收缩减弱是因为心肌梗死、化学物质和病毒造成的损伤，从而导致血流和血压下降。因为血压决定了能否将氧气输送到重要的器官，同时机体也尽力地保持它所需要的压力。激素释放信号使心脏跳得更快，肾脏保留水份使血容量增加（因此维持血压）。这些激素对机体只是一个临时的修复。虽然使心输出量和血压能够回到正常水平，但也使得机体付出了非常大的代价。过多的液体会淤积在机体内并漏入组织间隙。而病人会变得更羸弱，营养不良，蛋白质含量也下降，血管内液体变得更少。很快，液体会无处不在，蓄积在腿部、腹部和肺部的软组织内。法国文豪奥诺雷·德·巴尔扎克也患有充血性心力衰竭。根据好友维克多·雨果的描述，巴尔扎克的腿就像"咸猪油"。他的腿部水肿实在太严重了，医生试着用一根金属管插入紧绷的皮肤来引流液体，结果很不幸，他死于腿部的坏疽。

尽管心力衰竭患者往往会被淹没在自己过多的液体中，但他们的肾脏依然继续限制水的排出，这是由于血流量的不足，令机体错误地感知了较低血容量。治疗充血性心力衰竭是一场西西弗式的徒劳之战。利尿药物使体液排出更多，同时保留体液的激素就更被激活。最后，治疗变成了与机体自身的对抗。一半的患者会在诊断为心力衰竭后的 5 年之内死亡。像哈利因卓这样最为严重的情况，平均生存时间只有几个月。

治疗终末期心力衰竭最有效的方法是心脏移植。该领域在过去的几十年里发展得非常迅速，今时今日，心脏移植后一年的存活率约达 85%，近 4 倍高于只使用药物治疗心力衰竭的平均存活率。

但直到 20 世纪 60 年代早期，心脏移植依然还是纸上谈兵。主要是由于器官排斥和危及生命的感染所带来的风险。不过在这 10 年的后半段，动物实验的进展提供了一条通向人类心脏移植的可行之路。

　　世界首例心脏移植的竞争，在南非开普敦格鲁特·索尔医院的克里斯蒂安·伯纳德博士以及斯坦福大学的诺曼·沙姆韦博士之间展开。这两位外科医生都曾经在明尼苏达大学沃尔特·利乐海手下当过住院医师。不过出于种种原因，他们之间的关系相当冷淡。

　　沙姆韦鄙视伯纳德，认为他哗众取宠，咄咄逼人而又急功近利。就伯纳德而言，他的明尼苏达同事把他看作是一个出生在贫穷国家的贱民，他对此非常憎恨。尽管如此，他俩的导师却都是杰出的外科医生，给予了他们贯穿始终的指导和灵感。1958 年，在明尼苏达的首席外科主任欧文·华伦斯汀的安排下，伯纳德在开普敦获得了他的第一台心肺机。当时南非还处在种族隔离时期，伯纳德将使用心肺机开展这个国家的首例心脏直视手术。术前，他收到了来自利乐海的信，信中对伯纳德应该先尝试的手术方式提出了建议，利乐海鼓励这位爱徒："漂亮又简洁，无须太挑剔，也不必过于华丽，我对你十分有信心。"

　　伯纳德面临着巨大的挑战。在 20 世纪 60 年代的美国斯坦福大学，学者们对心脏移植有着强烈的渴望。此外，沙姆韦则有着更多动物心脏移植的经验，且帮助过一些这方面的研究者们。1959 年，沙姆韦和斯坦福的住院医师理查德·洛一起，开展了第一例狗的心脏移植。作为受体的狗存活了 8 天，证明了一个器官可以从一个动物移植到另一个动物体内并发挥功能。到 1967 年，沙姆韦所研究的狗在心脏移植后，大约有三分之二能存活一年甚至更久的时间。1967 年末，他在《美国医学协会杂志》的采访中宣称，他将在斯坦福开展人类第一例心脏移植手术的临床试验。"虽然动物的研究工作还将继续，"他说，"但是我们至少已经开始迈向临床应用的门槛。"这些年，他总共已经做了将近 300 只狗的心脏移植。而伯纳德只做了 50 例。

　　但沙姆韦的劣势在于，他难以找到合格的人类心脏供体，当时美国法律禁止摘取心脏仍在跳动的脑死亡病人的器官。只有在心脏完全停止跳动的情况下，才可摘取器官，包括心脏。而这正是伯纳德的优势所在，南非的法律相对自由，于是他有先见之明地允许神经外科医生可以在病人对光或者疼痛没有反应的情况下宣布病人死亡，这样一来，较之他的美国同行，他便获得了较低的准入条件。因此按照南非的标准，一旦得到家人同意，移植团队可以迅速摘取所需要的器官，包括心脏，并且是在拥有良好血液灌注的条件下去摘取。

这本是一场势均力敌的较量，但伯纳德率先打破了静寂。1967 年 12 月 3 日，领先于沙姆韦 34 天，伯纳德的首例心脏移植病人名叫路易斯·沃什坎斯基，55 岁的杂货商，他获得了一位过马路被车撞成脑部损伤的年轻女性的心脏。手术后他存活了 18 天，后来死于因服用抗免疫排斥药物而导致免疫力下降所引起的肺部感染。一个月后，沙姆韦只得满足于做美国的第一例成人心脏移植。1968 年 1 月 6 日，他的病人是一位 54 岁的炼钢工人，在术后活了两个星期，后来死于沙姆韦所称的"神奇星系的并发症"，包括消化道出血和败血症。

今天，随着抗排斥药物的发展，心脏移植术后病人有着良好的长期生存结果。中位存活时间可能还大于 12 年（如果病人在移植后第一年能存活，那么中位存活时间是 14 年）。

然而成功总是好坏参半的，虽然拯救了许多生命，但仍有更多的病人在等待心脏移植的过程中死去。每年只有大约 3000 名美国人接受心脏移植手术，尽管名单上有大约 4000 位患者在等待。如果有足量器官可用的话，受益的患者数量可能会达到目前数字的 10 倍。尽管公众发起了提高器官捐献意识的运动，但多年来，现有可用的器官数量保持着相对稳定。所以心脏移植永远不会是美国 25 万左右晚期心力衰竭患者的答案。正如范德比尔特大学的心脏专家林尼·沃纳·斯蒂文森所形容的，"以心脏移植来治疗心力衰竭，有点儿像买彩票来治疗贫困"。

因此，在过去的半个世纪里，以现成的机械装置取代人类心脏，一直是心脏病专家和心脏外科医生孜孜以求的愿景。乍一看，似乎有无法克服的障碍。当血液遇到塑料或金属时，就会迅速凝固。如果没有足够的血液抗凝，血凝块就会从人造心脏排出并穿行于身体，阻塞动脉并造成中风和其他损伤。人造心脏能够永不停歇地工作，即便是短暂的，也需要有内部的电池来驱动设备，这就要有电源线进入体内，造成了感染的风险。此外，即使在最近的 20 世纪 60 年代后期，机械设备也从未被安置在与血流直接接触的人体内。由于无法预计的后果，在整整一代人之前，制作人工心脏依然是无稽之谈。但并不乏大胆尝试的学者们。

荷兰医生威廉·科尔夫是第一个成功的人。作为人工肾脏的发明者，他将研究方向转移到了一个更重要的器官。1957 年，科尔夫在克利夫兰诊所进行了首次动物的人工心脏移植。这颗人造心脏的塑料心室里有两个像气球一样的囊，里面充满了血液。加压的空气充满心室，挤压气球，从而像跳动的心脏一样驱使血液流出。科尔夫的实验对象是一只狗，它存活了大约 90 分钟。几年以后，在 1963 年的一次国会听证会上，休斯敦贝勒医学院的杰出外科医生迈克尔·德贝基呼吁联邦政府投资支持科尔夫的研究。"可以用人造装置完全取代心脏，并且已知动物在术后可以存活长达 36 小时。"德贝基这样告诉立法委员们。他预测，如果有更多的资金来支持研究，特别是在生物工程领域，这个想法可能会达到"完全的预计结果"。德贝基的呼吁受到了相关部门的重视。在过去的 10 年中，美国心血管研究围绕着延长生命的目标而产生了源源不断的创新，包括心肺机、植入式起搏器、外置的和植入式除颤仪。尽管取得了这么多的进步，但心脏病仍然是该国的头号杀手。批评者如国会议员约翰·福格蒂，作为众议院拨款卫生小组委员会主席，同时也是一名心脏病患者，1967 年，他死于心脏病发作。政府在登月计划上投入了数百万美元，为什么不能投资更多的钱来帮助死在家里的美国人呢？

因此，在 1964 年，美国国立卫生研究院怀着一种紧迫感启动了人工心脏项目，特别委员会定下的目标，是在 1970 年之前将第一颗人造心脏植入人体。

1969 年 4 月 4 日，就在期限即将到来之际，德贝基的伟大对手丹顿·库里——休斯顿卢克圣公会医院的外科医生——为一名终末期心力衰竭患者植入了人工心脏，他 47 岁，名叫哈斯凯尔·卡普，来自伊利诺伊州。这颗心由聚酯和塑料组成，以压缩空气驱动。然而人工心脏只够提供几天的支持，因此手术后，一场疯狂寻找供体心脏的工作开始了。3 天后在波士顿，他们找到了一个组织相容的心脏。捐献者被安置在一架里尔喷气式飞机上，其中配备有来自休斯顿的整个医疗团队，但在返航途中飞机液压系统失灵，只能紧急迫降，更换了另一架飞机。当捐赠者终于抵达休斯敦时，他的心脏已经受损了。在赶往医院的救护车上，捐赠者的心脏出现了心室颤动，需要以电除颤和胸外按压来维持跳动。移植成功了，但卡普在手术后的 32 小时死亡了。

虽然已经花费了多年的时间和 4000 万美元的联邦政府资金，许多人认为库里的尝试仍然为时过早。需要更多的研究来设计不会产生血凝块的内表面，并开发一个内部发电机，这样患者就不必连接外部电源。20 世纪 70 年代，人们对人工心脏设计进行了许多改进，包括改变人工心脏的形状和开发出具有更好血液相容性的材料。1981 年，库里再次进行了尝试。这一次，人造心脏工作了 39 个小时，但病人还是在心脏移植后不久就死了。

库里的人造心脏是一种短期治疗，是心脏移植前的临时过渡，并非一种可以长期使用的手段。然而，许多终末期心力衰竭患者由于高龄或同时存在的其他并发症，并不适合进行移植。这些病人需要永久的支持或"终身疗法"，以使他们安享天年，而非心脏移植。

在永久性机械支持概念开始形成的第二年，也就是在库里进行第二次人工心脏植入手术后的一年，一位名叫巴尼·克拉克的退休牙医被推进犹他大学医学中心的手术室。61 岁的克拉克因感染病毒导致终末期心力衰竭。手术原本安排在 12 月 2 日上午，恰好是克里斯蒂安·伯纳德首例心脏移植手术后 15 周年，但 1982 年 12 月 1 日的风雪之夜，克拉克的病情严重恶化，医生们当即决定，植入世界上第一个永久性的人工心脏。7 小时后，手术结束，另一场风暴却即将开始。

11 月下旬克拉克住院时，已是生命垂危。此前他已发作了几个月的气促、恶心和疲劳。感恩节当天在西雅图，家人只能把他抬到餐桌前，他却一口食物也吃不了。在盐湖城的重症监护病房里，他被安置在一间暗室内，探视受到限制；因为医生担心任何形式的兴奋都可能诱发他的心室颤动。首席外科医生威廉·德甫赖斯确信，克拉克"最多只能再活几小时到几天"。

克拉克年龄偏大，又患有严重的肺气肿，因此不适合接受心脏移植。当医生提出人工心脏的选项时，克拉克去了犹他大学实验室，在那里一头植入贾维克 7 号的小牛存活了几个月。贾维克 7 号是由曾在威廉·科尔夫实验室工作的工程师罗伯特·贾维克在犹他州开发的，1957 年，贾维克在克利夫兰诊所将第一颗人造心脏植入了一只狗体内，然后将他的研究中心搬到了盐湖城。虽然贾维克 7 号采用了贾维克的名字（科尔夫慷慨地以实验室同事的名字为他的人造心脏命名，

他的同事曾致力于最新模型的工作），但它仍依赖于科尔夫上世纪 50
年代的许多原创设计。这颗铝和塑料制成的心脏有两个独立的三脚架
结构，以聚酯管接在原来的心房和大血管上，由一个重近 400 磅的
空压机驱动。克拉克被眼前的景象弄得心烦意乱，干脆告诉医生，他
决定冒险接受药物治疗。但随着心力衰竭的日益恶化，他不得不重新
考虑人工心脏。12 月 2 日凌晨，克拉克从手术室出来，胸部插着塑
料管，与一台冰箱大小的机器相连。虽然他还活着，但心电图却已是
一条直线。他的天然心脏已经永远离开了身体，取而代之的是贾维克
7 号。

德甫赖斯和他的同事们没有预料到，全世界都对他们的实验产
生了浓厚的兴趣。当时我只有 13 岁，但我仍然记得每天的新闻报道。
成群的记者和摄制组挤满了医疗中心，渴望得到有关克拉克的消息，
甚至溜进重症监护病房去窥探他的情况。医院的自助餐厅变成了一个
临时新闻俱乐部，医院发言人每天提供两次新闻发布会。克拉克个人
的生存斗争成为了公众关注的焦点。

术后 3 小时，克拉克睁开了眼睛，可以移动四肢，但接下来的道
路却十分艰难。第 3 天，由于胸壁有皮下气肿，他接受了探查手术。
到第 6 天，他全身痉挛，陷入昏迷。第 13 天，人工二尖瓣的功能失
调，他又不得不回到手术室去更换左心室。随后又出现许多并发症，
包括呼吸衰竭需要气管切开、肾功能衰竭、肺炎和败血症。第 92 天，
克拉克与德甫赖斯接受了录像采访，进行了交谈。

"太艰难了，不是吗，巴尼？"德甫赖斯说。

"是的，很难，"克拉克答道，"但这颗心还在工作。"

这枚人工心脏工作了 112 天，直到克拉克死于多器官衰竭。

贾维克 7 号成为了医学史上的斯普特尼克；在过去，从未有过哪

项医疗创新可以引发如此激烈的争论，甚至全国上下的争论。一些医生认为这项实施了 20 年、耗资两亿美元的实验是成功的，但大多数人还是对发生的一切深感不安。一部分人反对人类的心脏被金属和塑料制成的机器所取代。对他们来说，心脏依然承载着特殊的精神和情感意义，这是人造装置所无法取代的。（克拉克的妻子尤娜·洛伊在担心克拉克可能无法继续爱她时，表达了这一理念。）另一些人则认为克拉克没有充分了解人工心脏的危害，尽管他的预后很差，并且在术前，他签署了两份长达 11 页的知情同意书，有着两倍于其他病人的共 24 小时的充分考虑时间，以备他改变主意。但这些担忧似乎忽视了一个事实，即克拉克认为他的参与不啻是一种人道主义使命。"能够帮助大家是一件很快乐的事情，"他在去世前 3 周说，"但愿你们学到了一些东西。"还有一些人对克拉克从未离开医院感到惶惑，他们说，他存活了近 4 个月，但那真的能算活着吗？

克拉克死后的一段时间内，公众对人造器官失去了兴趣。《纽约时报》将人工心脏研究讽为吸血鬼——会从更有价值的项目中吸走资金。继克拉克之后，又有 3 名美国病人和一名瑞典病人植入了贾维克 7 号作为永久性心脏替换装置。（生存时间最长的是一名男子，他活了 620 天，大部分时间都在医院外，最后死于中风和感染。）1985 年，3 种新的人造心脏装置被引进，其中包括贾维克 7-70，它的体积比贾维克 7 号小，并由液体驱动，不再是压缩空气，所以没有巨大的管子从身体里穿出来。正如作为设计者的工程师贾维克所言，这些改良源于这样一种认识：人们想要过正常的生活，仅仅活着是不够的。但并发症非常严重，大多数病人在几个月内死亡。在这 10 年的后半段，人造心脏又几乎完全被用作移植前的过渡。1990 年，美国食品和药物管理局发布了一项暂停使用贾维克装置的禁令。

　　尽管研究开始专注于更小、更新颖装置的开发，这些装置可以用来辅助原来的心脏，但全人工心脏的研究在继续进行。2001 年 7 月 2 日，在肯塔基州路易斯维尔的犹太医院，第一个完全没有电线的人造心脏被植入一名 58 岁的男子体内。这个液压驱动的装置由钛和聚氨酯制成，聚氨酯是滑板车轮的材料。它有一个葡萄柚那么大，电池可以通过完整的皮肤进行充电，不需要外部电源。病人活了 5 个月后才死于中风。

　　人工心脏的研究今天仍在继续。近 100 名患者得到了最新型号 CardioWest 的支持。最长支持纪录由一名意大利患者保持，他在心脏移植成功前存活了 1373 天。但重大障碍依然存在，包括感染、出血、凝血和中风。最新设备产生的是连续的血液流动，所以病人从手术室出来时没有脉搏。连续血流装置比模拟心脏发出血液脉冲的装置要简单得多。它们不需要阀门，运动部件更少，磨损和撕裂因此减少。当然它们仍然持续泵血，但流量是恒定的，而非周期性的。令人难以置信的是，我们现在知道，人类可以在没有搏动的血液流动情况下存活很长时间。然而，无脉搏的持续流动的血流有并发症。由于设备产生的剪切力，它们会损伤血细胞，并可能剥离血液中的凝血蛋白。由于各种未明的机制，它们导致胃肠道中细小血管增生，易于破裂，所以患者经常发生消化道出血。它们也能造成动脉壁退行性变和瘢痕形成。连续的血液流动与人类血管搏动的演化方式是相对立的。持续的血流可以让我们保持活力，但它会以一种独特而不可预知的方式改变我们的生理机能。

　　不久前，我参观了位于芝加哥郊外的大型医疗中心——基督医疗中心的心胸外科手术室。向导是一名 60 多岁的印度心脏病专家，在搬到基督医疗中心之前，她在肯塔基州路易斯维尔启动了全国顶尖的人工心脏项目之一。她带我参观了一个有 25 个床位的病房，那里的病人得到了各种各样的心脏支持，从球囊泵到心室辅助装置，再到移植的心脏。我问她对全人工心脏的前景有什么看法。这是一个不断发展的领域，她小心翼翼地答道，但其复杂性确实令人不安。她告诉我她的一个患有顽固性心律失常的病人接受了人工心脏植入，但他承受了巨大的痛苦，以至于他的家人在他死后起诉了医院和医生。

我们曾有一位使用呼吸机和透析机的病人，她患有大面积心肌梗死，现在心脏两侧都有心室辅助装置支持。多个控制台像一群动物一样将她团团围住。"经过这么多年的研究，我得出结论，我们能为大多数病人做的最好的事情就是给他们用药。"这位心脏病专家告诉我。当然，我们需要为崩溃和消耗的病人提供机械设备支持，但对大多数病人来说，这项技术仍然存在许多问题。

如今心力衰竭患者机械支持的重器不是人工心脏，而是左心室辅助装置（LVAD），它连接到心脏上，将血液直接从左心室泵出，进入主动脉，从而基本上绕过了衰竭的器官。LVAD 已被 FDA 批准用于永久性和过渡性治疗，成为终末期心力衰竭患者的救命选择。2006 年至 2013 年，包括副总统迪克·切尼在内的一万多名患者的心脏接受了 LVAD 的辅助。不幸的是，对于右心室和左心室同时严重衰竭的患者，这些设备仍然不适用。对像巴尼·克拉克这样的患者来说，永久的人造心脏可能仍然是最好的希望。就目前而言，它仍然是一个梦想，但已经不像 1982 年那样虚无缥缈，当时的先行者，是一位来自西雅图的牙医，说话和气。

·

对哈利因卓的父亲直言相告不是件容易的事，他的儿子没有资格获得机械人工心脏或人类的心脏供体，因为这两者都无法改变他的命运。但我相信他已经知道了。

"对我妻子来说重要的事情，对我来说并不那么重要。"他说。

"对你重要的是什么？"我问。

"所有的痛苦，他正在经历的那些。"他的嘴唇颤抖着，脸庞绷紧，"我不希望他遭受更多的痛苦。他已经受够了！"

不幸的是，还有更多的痛苦。在接下来的几天里，哈利因卓的腿痛得厉害。我不知道为什么——也许是肌肉的缺血导致的——但我不能让他如此痛苦。我给他打了吗啡，让他保持困倦，尽可能地舒服。我确保他父亲签了一份不复苏的知情同意，这并不意味着我们不会拼尽全力帮助哈利因卓，只是最后，我们会让他和平地离开。他父亲明白了，无论是为了自己，还是为了儿子，他都为苦难的结束做好了准备。

在吗啡的作用下，哈利因卓的意识时断时续。他先是打了个盹儿，尔后惊恐地睁开眼睛，又闭上，回到了混沌中。有时，他会出现呼吸急促、大口吸气，甚至呼吸暂停或没有呼吸的情况，这种情况往往预示着死亡。他的肺发出低沉的喉音，如同雾笛一般，这是由于肺水过多的原因。有时他疼得直打滚，口泛白沫，牙关紧咬，愁眉不展。其余时候他会大叫，"妈妈，帮帮我，妈妈。""妈妈，救救我，妈妈。"他的母亲日夜按摩他的双腿，喃喃地为他祈祷、哭泣。作为一位医生和父亲，我发现目睹这一切是件可怕的事。

一天早晨在查房前，他死了。当我上楼时，房间门紧闭着，但我还能听到里面的骚动。一位护士提出和我一起进去，但我告诉她没必要了。作为一名治疗心力衰竭的专家，我经历了太多的死亡。曾经，我很难面对家属们的悲恸，但随着时间的流逝，我的心逐渐坚硬，现在也已经不是以前那个时候了。

床边是一张木桌，桌子上有抽屉，房间的另一侧是深灰色的窗帘，可以俯瞰停车场。哈利因卓的母亲亲吻着他的脸蛋，像个机器般翻来覆去地哭泣，她的悲伤在越来越激烈的旋涡中爆发。"没有了，没有了，我的儿子走了！哦，我的父亲，我亲爱的儿子没有了！！！"

坐在花朵图案沙发上的亲戚试图安慰她。"他承受了太多，妹妹，"她说，"这是神的选择。他将以一个完美的身体再次回到你身边。"

哈利因卓的父亲走过来拥抱我。虽然是春天，他仍然穿着大衣。"她会冷静下来，"他低声说，指的是他妻子，"她看到了他的痛苦。"

"哦，我的儿子被惩罚一次又一次，"母亲哭着说，"他说，'妈妈，我快死了，我快死了，我无法呼吸了！'我请求神让我的孩子留下，哪怕只有一半。可什么都没了。"

那一刻我什么也做不了，只能说了句我一会儿再来，便退出了房门。哈利因卓的父亲跟着我走出来，在走廊里，他问我接下来会发生什么。

我解释说，尸体将被送到太平间，殡仪馆会打电话来安排后续转运的事项。他谈到这些安排时似乎很平静。接着他的手机响了。他连上耳机。"你好……是的，我的儿子没有了。"最后，他也崩溃了。

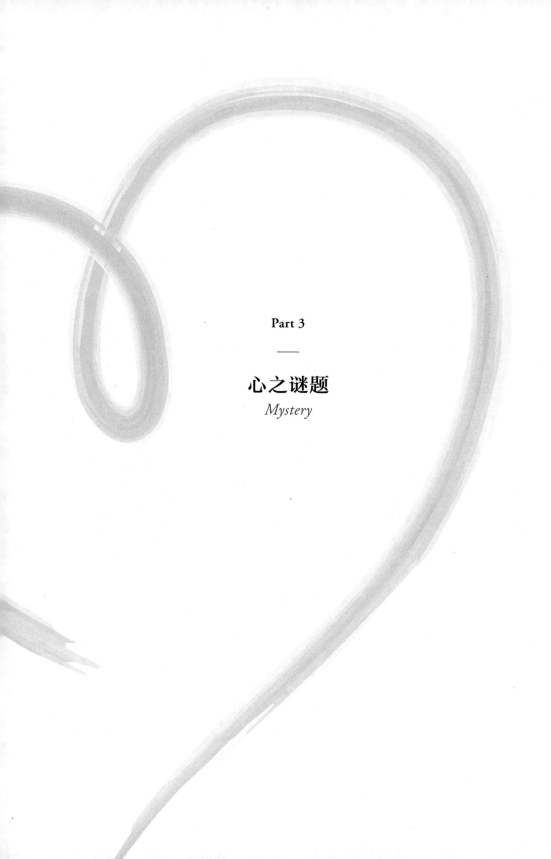

Part 3

—

心之谜题
Mystery

脆弱的心

9·11 双子塔之殇

心之所感，思之以系；

思吾以往，还复吾心。

心与脑，人体最重要的两个器官，彼此密不可分。

——查尔斯·达尔文，《人及动物的情感表达》（1872）

停尸房设在"布克兄弟"店内。我站在教堂总督餐厅的一角，世贸大厦的废墟旁，不远处，自由广场大楼的男装商场里，有警察高声呼道：这里需要医生！他说，双子塔另一侧的临时停尸间关闭了，尸体便都堆在了这儿。我自告奋勇，沿着满是瓦砾的街道出发了。

"9·11"恐怖袭击后的第二天，塑料焚烧滋生出的烟霾和腥恶比前一天更甚。路途泥泞，我恰巧穿了双木底鞋，污泥都湿透了袜子。

到了。大厅里到处是玻璃碴子，消防员和他们的德国牧羊犬坐了一地，精疲力尽。商店门口守着一个士兵，一群警察正围在那儿。"除了医生，谁都不许进入停尸房。"士兵喊道。

我掀起黑色帘幕，忐忑地走了进去。自圣路易斯解剖房的那个炎夏以来，我总是对尸体感到不适。一旁的角落有几个医生护士，脚下丢着一副空担架。他们身后搁着一张木头桌子，上面坐了个护士，还有两个医学生，3 人面无表情，好像在出席一场死亡裁决。墙上是一排壁柜，"布克兄弟"的衬衣整齐地叠放在里面，衣物上覆满污垢，但还能分辨出原本的红、橙、黄等各种颜色。最远处的角落里，像一扇被炸碎了的门的物体旁，搁着一摞橙色裹尸袋，大约 20 个，边上是站岗的士兵。商店试衣间里则堆放着尚未使用的裹尸袋。

这些医务人员正在讨论尸体处理流程。一位年轻女医生建议，所有人都别签字，以免有人误以为袋子里尸体的身份已经确认，而他们并不具备这样的资格，必须等待法医的鉴定。还有人问该不该把每个身体单独放在一个袋子里，天知道呢？他们的负责人看上去 50 岁左右，胸牌上写着"PGY-3"，表明他是个第三年的住院医师。这下，我很有可能就是这个屋子里最资深的医生了，太让人不安了，我当上心脏专科医师才刚几个月。

这时，几名国民警卫队员抬着裹尸袋进来了，并把它放到担架上。女医生凑上前拉开拉链，检视了一下内容物。"上帝啊！"她受惊地退了回去。警卫队员说，早些时候他们将遇难者的尸体连同一部手机一起带了进来。

如果遇难者家人的号码存在手机的快捷拨号中，那他的身份很快就能被确认了，不过这不是我的事儿了，从旁协助即可。

五分钟后，袋子拉链被拉上了。那位年长的男医生要回去了，他已经在这儿待了好几个小时。另一位医生也说她要离开一个小时。

"你是医生吗？"她问我。

"是的。"我回答。

"好极了，你来接手吧。"她向我说明了如何分类记录尸体的各个部位，我得把每个袋子里的残尸部位的名称叫出来给护士，后者会把它们登记在表格上。

我有点儿懵，我并不是病理学家，忽然间就成了临时负责人。我想起了曾在非洲临床见习的朋友们，他们告诉我，那里没有足够的医疗资源，糟糕透顶，令人沮丧。眼下，这儿并不是缺少医疗物资的第三世界，而是混沌失序的亡者国度。

另一个裹尸袋来了。这次是一些内脏。检视完以后，我感觉不太舒服，便穿过那些无头模特儿们，来到烟雾呛人的马路上。

分诊中心设在自由春天大街的消防站内，离世贸广场只有几码远。从这儿开始，破坏变得尤为严重。炸毁了的汽车上覆盖着一英寸厚的水泥粉渣，兀列在泥泞的街道两旁。双子塔只剩下钢脊铁骨，像个燃尽的烟头般倾颓于瓦砾间，任由庞杂的水管和电线盘绕其上。到处都是洞穿的窗户和碎玻璃。纸张和被遗弃的鞋子散落一地，仿佛吞噬了人们的存在。来自以色列的超声科主任艾布拉姆森博士和我走在一起，他凝视着这场大屠杀，轻声说，"我想我看到了一切。"

我们的医疗中心配给充足，有氧气罐和一箱箱运送而来的食品。一个消防梯被用来当作挂液体袋的架子。大约 20 名医生和护士被安排在不同的部门工作：外伤、烧伤和损伤、伤口和骨折。我喘不上气来，还伴有胸痛。我们帮助吸入了烟雾的消防员，让他们吸氧和沙丁胺醇，以助呼吸。空气安静得有些吊诡。

前一天下午，当我和一队来自贝尔维尤的医生赶往市中心的时候，大家都做好了接诊大批重伤患者的准备。可周围除了救援人员以外，其他什么人都没有。

"伤者都去哪儿了？"我脱口而出，到达时，我还以为他们在另一个地方。

"都死了。"一位同事回答。

我们默默坐在雾中，任由灰烬自天空雪花般纷纷而下，无声泣诉。有位医生告诉我，第一座塔倒塌时，他恰好经过。"我在桥下狂奔，"他说，"巨大的残骸不停地砸下来，一路上我满脑子都是'我竟然还活着，我竟然还活着'。"接着，奇怪的砰咚声接连传来。是那些企图跳楼逃生的人，一个消防员告诉他。

几个小时过去了，什么也没发生。中午过后，终于传来了消息，碎石堆下找到了一个幸存者，是位年轻女性。插上星条旗后，救援人员开始了艰苦的工作。近傍晚时，约由50名医生和志愿者组成的队伍在参与救援，他们沿着街道，爬上几层楼高的瓦砾，从一片片废墟残骸中穿过。两台庞大的起重机挥舞着巨臂，将砂石不断转运到卡车上。

我一直待到晚上，没能帮上什么忙却也精疲力尽，这两天我几乎都在现场，妻子十分担心。我离开时，救援队伍仍在作业。

那个秋天，城外搭建了临时太平间，29号又加设了一间。连续几周，整座贝尔维尤城都飘散着尸体的气味。过去我到主院区时常路过的那条街，再也没走过。后来，我听说那位在地下室被救出的幸存女性正在接受心律失常的治疗，而非她受伤的腿。原因不明的室性心律失常反复发作，导致她多次昏迷。药物和心理干预均无效，医生开始考虑包括植入式除颤仪在内的手术介入。深秋时，她躺在了导管室里，贝尔维尤的电生理学家们试图通过造影来探明她的心脏问题。

·

　　情绪状态对心率有极强的影响。但情绪是如何引起节律紊乱的呢？心理创伤损害一位饱经折磨的年轻女性心脏的确切机制又是什么？因反核战国际医师工作而荣膺"诺贝尔和平奖"共同获奖人的伯纳德·朗恩，就此类问题进行了探索研究。高中时代的朗恩痴迷于精神病学，但到了医学院，他很快就厘清了这一学科的主观特质。尽管如此，对身心交互影响的兴趣贯穿了他的整个职业生涯。作为 20 世纪 60 年代的心脏专家，他决定研究心理压力是否会引发心源性猝死。在最开始的实验中，他研究了麻醉状态下小鼠的心室纤颤。为了制造室颤的动物模型，朗恩实验性地阻断了冠状动脉，导致轻微心脏病发作。他发现，6% 的动物由于冠状动脉闭塞而发生了心室纤颤。但他也发现，在阻塞冠状动脉的同时，以电流刺激脑部负责焦虑的区域，室颤发生的频率高出了 10 倍。朗恩和他的同事们后来发现，他们不需要刺激大脑以引发致死性心律失常。刺激调节血压和心跳的自主神经便能起到同样的作用。

　　但朗恩真正想表达的是，心理压力本身具有引发危险心律失常的可能性。他决定以狗为实验对象来研究室性早搏（PVCs）。这些额外的心跳通常是致命性心律失常的先兆，因为它们可以在心动周期的脆弱期间发作。PVCs 表明心脏处于兴奋状态，也是脆弱的易损状态。为了设置不同的心理压力，朗恩将实验狗分组放在两种不同的环境中：一组在笼子里，基本上不受到干扰；另一组则被吊起来悬挂着，爪子恰好离开地面，并连续三天受到低压电击。后来当这些狗被送回时，朗恩观察到了显著的差异。放置在笼子里的狗看起来正常而放松。然而，当它们被转移到吊带上时，就变得焦躁不安，心跳和血压均上升，

PVCs 的比率也急剧上升。甚至几个月后，吊带创伤的记忆深深嵌入狗的大脑，并对心脏反应产生了长久深远的影响。朗恩在其著作《失落的治愈艺术》中写道：这些发现表明，心理压力已被认为是冠状动脉疾病的危险因素，也可以显著增加恶性心律失常的易感性。

后来，朗恩的研究小组与波士顿布列根和妇女医院的精神科医生合作时，发现猝死的幸存者在心脏骤停前常常会有急性心理压力的经历。在 117 名患者中，近五分之一的患者在发病前 24 小时内遭受了公开羞辱、婚姻分离、丧亲之痛或是生意失败。此外，朗恩和他的同事们还表明，阻断交感神经系统活性的药物如 β–受体阻滞剂，可以保护患者幸免于这些心律失常。冥想的作用基本也是如此。

朗恩的研究首次证实了情绪压力会引发危及生命的心律失常。这一结论现已被医学界广泛认可。譬如我们都认同，创伤后的压力加剧了在世贸遗址获救年轻女性的心律失常。但是在"9·11"事件后的几个月里，我切身体会到了朗恩观察得出的一个显著结论：心理创伤不仅可以触发心律失常，而且（或者至少是它们的治疗方法）也是造成心律失常的原因。然后这种压力会再反馈到心脏，造成恶性循环。换句话说，思维与心脏的联系是双向的。11 月，也就是袭击发生两个月后的一个夜晚，我近距离观察了这一切。

·

这个雨夜，我在纽约医疗中心的职工餐厅见到了罗琳·弗洛德，她来参加了我们为 20 位装有植入式除颤仪病人举办的小组活动。1998 年 6 月，恰是她在儿子婚礼上发作心脏骤停后的第 8 年，她接受了一个小时的手术，在左胸皮下植入了一枚寻呼机大小的除颤仪。和其他病人一样，她被告知这个装置会控制她的心跳，在监测到衰弱的危险心律时给她救命的一记电击。"我感到非常安心，"那天晚上弗洛德对我说，"我曾经很害怕，'如果有什么意外，我可能就死了'。"但不久之后，她的除颤仪便派上了用场。

弗洛德当时正和她的丈夫阿尔坐在一起，他俩一起从新泽西州的科洛尼亚开车过来，在那儿她是一名银行经理，并拥有自己的旅行公司。她今年 71 岁，个子高高，一头金发打理得精致端庄，十分有气派。我问她来参加活动的原因。"我有段可怕的经历，"她答道，"直到现在，我每天早上醒来的时候依然会对上帝祈祷，'我的主，请求您保佑我，今天别再有电击了，保佑我，别再电击了。'"

那发生在她植入除颤仪后的几周，她开始发生心律失常，以致除颤仪开始"点火"了。"这白得发青的光芒就表示我要被电击了。"她说。她只得赶紧坐下，同时感到这玩意儿在她的胸部开始充电。"从没人诚实地告诉过我这会是种什么感觉。嘿，照他们说的，几乎不会有什么感觉，可实际上呢？好像一头铆足了劲儿的驴子，抬起后腿正对你的胸部狠狠一脚——砰！"

有一回，她在 9 天里被电了 16 次。"当时我正坐在沙发上，发出海妖般的尖叫。可怜的管家吓得不知所措，她跑上楼给我拿来睡衣和拖鞋，准备带我去医院。我说，'凯瑟琳，我会穿衣服！'"

打电话给医生时，又一记猛击使得她几乎无法站立。"我对疼痛的阈值是很高的——我看牙医时从来不用奴佛卡因（一种局部麻醉药物）——但我受不住了。"

一天下午她在孙子的学前班时，那蓝兮兮的光又来了。"那是个警告，让我赶紧离开以免吓到孩子们。"她回忆道。于是她跑去了洗手间，被"温和地"电了一下。后来经过医生们的检查，认为除颤仪并没有开启。"他们管这叫幽灵电击¹，"弗洛德说，"但没人能断定这和除颤仪无关。我被电了好多次，非常有数了。"弗洛德的除颤仪被调低了灵敏度，但她的持续紧张，会使得将来被电击的可能性更高。

她停止了工作，并雇用了一名全职司机。她也不再参加朋友的聚会和教堂唱诗班，并最终退出了学校董事会。她预订了百老汇《狮子王》的演出，却因为害怕在表演时遭到电击而没有去参加。"夏皮罗医生对我说，'就算你在演出中途尖叫了，又有什么呢？叫完了，接着把演出看完就好了啊。'可我做不到。"

弗洛德很快对她曾被电击过的地点产生了巴甫洛夫条件反射。其中包括她的淋浴间。"那让我撞上了墙壁，"她说，"好吧，你不会看见有谁那么快就洗完澡走人的。肥皂泡泡还挂了一头一身，我就尖叫着跑进卧室，然后阿尔也跑来了。真是太糟糕了。"于是她改用丈夫的浴缸。"我简直没法儿看到那浴室，就是这么害怕！"她描述道，"后来我对自己说，'罗琳，这太荒谬了。'有次我打开淋浴房的门，旋开水龙头，但就是没法儿走进去，就眼睁睁地看着水哗哗地流。"

她的长期焦虑情绪波及了家人。"我丈夫看我像个傻子。"弗洛德说。我问了她丈夫，一位同样高个子的白发绅士，看上去相当有教养。他谨慎地答道，"对我来说，要理解她的偏执并不是那么容易的一件事。"看来确实如此。

邻桌的穆罕默德·西迪基装扮得体，看上去年近60，正默默地和妻子安嘉丽坐在一起，等待会议开始。西迪基告诉我，他3年前安装除颤仪后，就加入了互助小组，但他的首次电击经历发生在去年3月，当时他坐在妻子的尼桑副驾上。"他整个人都像被拎起来了一样，"他

---

1 有些病人感到发生了电击，但仪器并没有任何相应的记录。这种情况被称为幽灵电击。

妻子形容道，"直接跳到了我面前，用一种怪异的眼神看着我，我还以为自己开错路了。"

后来的 10 天里，电击又发生了两次，一次是在他睡着的时候。医生检查的结果表明，那是除颤仪对心律失常作出的正确回应，因此无须担心。但这并没有使他打消疑虑，反而为下一次电击而感到焦虑。作为曾经的土地租赁公司经理，他停止了开车，以免在驾驶时遭到电击从而导致事故。他开始总是待在家里，并且抗拒去看望在国外的家人。他的体重下降了 10 磅，并自感慢性"虚弱"。他有了典型的创伤后压力综合征表现，噩梦不断，思虑过度。他妻子说，自"9·11"事件后，他的心悸次数更多了。

我走到夏皮罗医生所在的自助餐桌，邀请我来参会的他此刻正在大啖烤鸡肉串。他刚刚做完一台介入手术，还穿着蓝色洗手衣。"你见到西迪基先生了啊。"他露出一个狡黠的笑。我对他描述了西迪基的故事。夏皮罗耸耸肩，一脸无语。"我解释不了，"他说，"一次电击能让你虚弱 9 个月吗？"

夏皮罗说，这次集会正是为了让大家敞开心扉谈谈各自的除颤仪，自从"9·11"事件后，病人报告除颤仪给予电击的次数有所升高，可能是心理压力陡增的缘故。在植入了除颤仪的病人中，发生室性心律失常的次数是"9·11"前的两倍还多。夏皮罗的一个病人被反复电击所困扰，无奈之下在家里办了降神仪式来驱走"魔鬼的灵魂"。另一个病人则要求夏皮罗拆除他体内的除颤仪。"他说宁愿死也不愿被反复痛苦地电击。"夏皮罗还提起了在归零地（世贸大厦遗址）获救的那位年轻女性。任何治疗都对她的心律失常不起作用。下一步治疗方案很可能是右心室射频消融术。

夏皮罗的父亲也在一连串的心脏病发作后接受了除颤仪植入。手术后，他父亲开始出现无法解释的连续心律失常，像一种"电子风暴"，在 3 小时内被电击了 85 次。这创伤令他几个星期都无法入睡。"但我一直安抚他说，除颤仪是个好东西，它只是在完成自己的工作，并确保他能见到自己的孙子。"夏皮罗说。

·

如果修纂一部死亡编年史，那么由心律失常肇因的猝死应当划归悖论之章：它既是最理想的死亡方式，也是最令人颤栗的。突发致命性心律失常是世界范围内心血管疾病死亡的主要原因，每年夺走数百万人的生命，大部分受害者，就像我的祖父和外祖父一样，甚至连送院就医的机会都没有。多数心源性猝死者使得他们的家人孤悬于世，但对有些人来说，这种方式的离世不啻是一种恩典。

30 年以前，人们对于心源性猝死还处于束手无策的状态。还记得旧电影里商人突然倒在自己的桌前，旁人上前用两根手指探查他的颈动脉搏动后宣告死亡吗？镜头以滑稽而冷漠的视角记录着，仿佛一切都尘埃落定无可挽回，映射出当时整个社会对于这类境况的无助心态。但自从米歇尔·米罗斯基发明了植入式除颤仪后，情势转变了。2016 年，美国植入了大约 160000 枚除颤仪，是 10 年前的两倍多。符合条件的患者人数也增加了，从心脏骤停的实际幸存者，到像我的病人杰克这样的"磁石粉"患者，只要是处于不断增加的风险中即可。

今天，米罗斯基的这一发明更加小巧，几乎万无一失，而且非常高效。这些电池可以维持工作近 10 年，并且可通过外科手术更换。虽然植入一个需要花费大约 40000 美元，但考虑到除颤仪通常能延长患者 3 年或更长时间的寿命，因此在许多情况下这种手术是经济有效的。

　　但一切医疗技术都各有其代价。人工心脏会导致血栓和残疾中风。血液透析能挽救生命，但时常会引起疼痛，甚至感染，危及生命。就植入式除颤仪而言，它的本意是令人安心，但结果最大的缺点却是带来了无尽的恐惧，相当矛盾。

　　在互助小组集会的前几周，一名心脏专科医生和我被叫到一位24岁男子的床边，他是欧洲职业篮球运动员，当天早些时候刚刚被植入的除颤仪吓了一跳。几天前，他在训练中突发昏迷，被送进了贝尔维尤，医生发现他有遗传性心脏异常。他肌肉强健，一眼望去令人生畏，可当我们到达时，这个健壮的年轻人正痛苦地呜咽着。他的女朋友想知道为什么除颤仪发出了电击。我和同事通过一台特别的电脑"询问"了这台设备，发现它确实发出了"不合时宜"的电击——这意味着它对心脏颤动产生了误判。我们对仪器做了一些调整。"别担心，"我对病人说，"如果你将来又发生了休克，它会派上用场的。"当我们准备离开时，他看起来很惊恐。他女朋友问我们，他是否还能打篮球。如果一个传球击中了他的胸部，或者比赛期间他的心率加快，那么除颤仪是否又会产生"误解"？这不太可能，专科医生回答说。但他也承认，这并不意味着百分之百的肯定。病人表示感谢后我们就离开了。我隐约感到，这个年轻人的运动生涯已经结束了。

·

　　植入手术后的几个月，罗琳·弗洛德参加了第一次互助小组活动。"我想，听听别人的故事也许会有所帮助。"她说。她惊讶于其他病人应对得多么出色：上班、度假、如往常一般生活。这令人鼓舞，但也不乏气馁，因为她觉得有些人其实是在假扮若无其事。"我感觉有时候人们并没有敞开心扉，"弗洛德告诉我，"他们对于电击的痛苦程度并不是百分百诚实的。我的一位女性朋友在银行里第一次受到电击。她说，'没什么。'嗯，没什么。"

虽然互助小组让弗洛德决心继续她的生活，但焦虑仍在继续。很快，她的恐惧情绪到达顶点，而这只会加剧她的心律失常。一天晚上，当她独自在家时，她突然极度担心她的除颤仪即将停止工作。她出了一身冷汗，然后去了邻居家，路上有一个声控灯。当它熄灭时，弗洛德感觉自己的生命也要结束了。"我尖叫着，无法控制地哭泣，边敲门边撕扯着自己的头发，"她说，"我是那种需要把一切都妥善安放的人，可那时的一切看起来都好像被猫抓过了一样。"

像许多创伤后应激综合征的患者一样，她开始服用安定药物，很有些帮助。但是有天晚上，她躺在床上，看到了一个身穿黑色西装、戴帽子的男人站在她的床脚。幻觉是一种罕见的副作用，但这就是安定药物造成的影响。

心理学家提出了两种理论来解释植入式除颤仪电击产生的创伤后应激综合征。第一种是经典的条件作用，是指以前中性刺激（如洗澡）与有害刺激（痛苦反应）的心理匹配，从而引发同样的恐惧反应。比如弗洛德和互助小组中的其他患者，并且据推测，在"归零地"（世贸遗址）中幸存的年轻女性产生的恐惧会加剧，从而引起更多的心律失常和休克。恐惧可以喂哺其自身。

第二种理论源于狗反复遭受电击的实验。与对照组相比，尽管有机会避免电击，但无力控制状况的狗十分疲惫，很快停止了挣扎。研究人员得出的结论是，动物会表现出一种"习得性无助"的状态，就像第一章所描述的里希特实验中被困在水罐中的野鼠一样。频繁受到电击的人也会产生类似的反应。

　　避免这种无望状态的关键是消除意外因素。老鼠在没有预兆的情况下多次受到惊吓，就会出现胃溃疡，这是强烈兴奋的征兆。然而，若能预测何时会因警告器受惊，老鼠的胃溃疡会显著减少。此外，通过按压杠杆可以使得一些受到惊吓的老鼠比那些受到同样惊吓但无法控制的老鼠产生更少的溃疡。当按下杠杆后，老鼠会被给予一个惊吓已被阻止的信号，溃疡会进一步减少。换句话说，进行有效的应对，如预测、控制和反馈都可以减少冲击引起的压力。

　　维克森林大学的研究人员利用这些成果，研究了如何缓解人类对突发性除颤仪电击的惊吓。他们对 20 名志愿者的手臂施以 150 伏电击，并要求他们对疼痛进行分级。一些电击是单独进行的；另一些则在微小、无痛的"预脉冲"后进行，这样受试者就做好了准备。结果显示预脉冲电击的疼痛程度比没有预兆的电击轻。一开始感到最痛的受试者，对其的镇痛效果也最明显。

　　然而，对于焦虑的患者而言，没有什么比简单地减少他们受电击的次数更有效。重新编程除颤器以使其对心律失常不那么敏感是治疗的主要方法。大多数患者还服用抗心律失常药物，如胺碘酮，可能会产生严重的副作用，如肺部和甲状腺问题，但大多数心脏病学家认为，如果能防止偶尔的错误电击和随后的心理级联反应，这些影响是可以接受的。患者还经常与临床心理学家合作，后者专门研究电击引起的焦虑并提供认知行为疗法。许多人（如弗洛德）需要抗焦虑药物或抗抑郁剂。对于一些人来说，最好的治疗方法就是首先避免可能引发电击的活动，例如，在激烈的性行为中会不断受到电击的患者（其伴侣也称能感觉到）。

　　为了使除颤仪变得对用户更加友好，医患双方付出了诸多努力。但像其他任何医疗技术一样，有时总需要人们做出妥协：为了活得久一些，你愿意放弃什么？总而言之，我认为我的外祖父可以算作是死得其所：他没有成为家人的负担，直到最后也在正常走路和说话，每天早上都听BBC。他不会愿意在胸中揣着一头驴，随时随地都能给他一脚。除颤仪可能会让他多活上一两年，可他会拿什么来换取这额外的寿命呢？

·

小组活动之后不久，我到新泽西拜访罗琳·弗洛德。湿冷的12月份的夜晚，我来到了她在科洛尼亚的家，这幢两层楼的住宅位于绿树成荫的富人区内。在客厅里，她慷慨地端上了鸡尾酒虾和水果沙拉。这位女主人身着奶白色毛衣和棕色休闲裤，看上去平静淡定。楼上传来轻柔的爵士乐曲调。

"我在这儿被电过，"她指着一张石凳说，"直到现在都不敢往上坐。"

她说，尽管现在她的紧张不像以前那么严重了，但仍然每天发作。如果附近有手机，她还是会吓得够呛。（担心手机电波会引发电击在病人中很常见，但这其实毫无根据。）

"有时候，我脑子里一整天都是除颤仪，"她继续倾诉，"有时会觉得自己的心脏怦怦跳，转圈，天旋地转一团糟。我很害怕，因为不知道自己什么时候就会被电击。这种时候，我就全然忘记了自己应该是个大女孩，要挺过去！"

当恐惧来袭，她会转移自己的注意力，比如唱起她小时候就学会的歌，或是她以前当瑜伽教练时念唱的梵文禅音，同时祈祷。

她又开始开车了，但范围仅限于屋子的4英里半径内，包括办公室、购物中心以及教堂。（去更远的地方时就由司机开车。）也开始恢复淋浴了。"可即便这样，我洗澡的时候也会提醒自己，嗯，最好脸朝这边，以免被电击的时候跌出淋浴房。"

她非常努力地去改善这一切了，但被电击的阴影始终像一把达摩克利斯之剑，悬在她头顶。"你没见过以前的我，多么快活又自由啊！"她说，"现在我保守又谨慎，特别怕事儿。"

最后，我很好奇，那么除颤仪究竟是否值得使用呢？

"是的，"她说，"因为我相信，它能使我多活上一年半载。"

她停了一小会儿，又补充道，"每隔一段时间，我的思绪就会陷入狂乱，以为这将是我生命中的最后一天。我对主说，'时候到了，求你容我睡去罢。'"

·

一两年前，我带着孩子们去参观曼哈顿市中心的"9·11"纪念馆。之前的十几年里，我尽量避免接触任何与"9·11"有关的文字，因此也没做什么准备。当走近主广场，就是当年我在里面给尸块编号的那家"布克兄弟"时，我感到一阵恶心。我的腋窝开始出汗，心跳加速。

观景墙前人潮涌动，四周是花岗岩倒影池，南塔曾矗立在这里。我又想起了那个心律失常的年轻女子，她在袭击发生后的第二天就被救了出来。我从未得知她究竟经历了什么。也许她最终会对药物（或冥想）有所反应。也许她接受了夏皮罗提到的射频手术，甚至是切除了调节心脏对情绪压力反应的交感神经的手术。更有可能的是，她被植入了除颤仪，以保护自己免受心脏涡流的伤害。无论如何，我想知道她是否还活着，能否来看看纪念碑。我们从人群中的空当挤了进去。我把孩子们拉到石墙前。然后我看到了：黑色的石头，深不见底的坑，水波在里面洄流。它看起来像一个可折回的螺旋波，一个心脏死亡的象征。我闭上了眼睛，头晕目眩。

慈母之心
致永恒的你

在特殊情况下，死亡会像夜里的小偷一样，潜入屋子，偷走那些患有重度心血管疾病人们的生命。

——约翰·麦克威廉，BMJ（1923）

我母亲很嗜睡。古板的丈夫，大学实验室技师的工作，以及 3 个吵闹的孩子，对这样的她来说，睡眠就仿如香油，给予她舒缓。然而随夜晚而来的却并非美梦。她总是为睡眠障碍所困扰，但从来也没有诊断出什么过。她会尖叫着醒来，蹬腿，扑打，甚至从床上跳起来，继续跑，直到心怦怦地跳，喘不过气来，浑身淌着冷汗倒在地板的枕头上，那是我们放在那儿保护她的。我父亲试图安慰她，但从来不起作用，因为母亲自己也不知道究竟发生了什么。我们带她去看精神科，医生询问她是否婚姻不愉快。（我父亲立刻代她否定了！）于是医生给她开了安定以及其他一些镇静剂，但它们除了使她头晕乏力以外，什么作用也没有，所以母亲就没再服用这些药物了。最后，父母分房而居，因为父亲需要好好休息。母亲依旧生活在每晚的噩梦中，这几乎持续了她的整个人生。

我不记得当时是否考虑过母亲的噩梦也许是致命的，但现在回想起来，自从她放了冠脉支架，我们对她的健康更注意了！1923年，苏格兰生理学家约翰·麦克威廉发表了一篇意义深远的论文——《睡梦中的血压和心脏活动》，这位曾经发现了猝死的首要因素是室颤的科学家写道：睡眠中会有血压、心率以及呼吸频率的骤然上升，表现为一种"突然发作"。这种生理变化往往比跑上一段台阶所产生的更明显。麦克威廉在文章中指出，动物的睡眠既有睡得好的，也有睡不好的。在前一种类型的睡眠中，血压、心率以及呼吸频率随着动物的放松入眠而下降。后一种则恰好相反，有更多的活动，如低吟、磨牙、咆哮（睡梦中的狗），以及一连串的梦话。这些变化"强化了突然而危险的心脏活动"。麦克威廉还推测，即使身体处于休息状态时，也有发生猝死的可能。"对一颗可能发生纤颤的心脏来说，"他写道，"在清醒状态下肌肉运动和兴奋时，突然刺激心脏通常是致命的。在令人不安的睡梦中，有时会突然发生类似机制，接着引起强烈的反应。"

相信噩梦会导致心脏死亡在民俗文化中也有所体现——譬如在泰国，传说"寡妇幽灵"会在死亡之夜将男人带走，为了自保，男人们得在就寝时将自己伪装成女人的样子——不过这方面的研究在一百年前才开始。现今研究表明，12%的心脏死亡和14%的心脏衰竭很可能发生在睡眠中，即便病人看上去很平静。与清醒时的情况相比，交感神经系统活动的显著变化大多发生在梦境中，即睡眠时的快速眼动时期（rapid eye movement，REM）。REM睡眠可导致肾上腺素激增，破坏动脉粥样硬化斑块，激发凝血，并引起动脉痉挛和室性心律失常，这可能仅在清醒后表现出来，因而人们会将其错误地归因于清晨而非睡眠时。凌晨 2 点是个尤其脆弱的时间点，冠状动脉事件发生的高峰；凌晨 4 点，则是患有突发性心律失常的患者最常死亡的时间；REM 睡眠醒来前的最后一刻通常是最激烈的，这时呼吸经常变得快速且不规则，并且血压可能急剧上升。噩梦时分，心率可能会在短短几秒钟内，从每分钟 50 次增加到 170 次。我母亲很可能就是死于这种机制。

2006 年，64 岁的母亲接受了支架植入。我常常担心，她会是我们的小家中第一个心脏骤停的病人，像她父亲当年一样。不过心脏疾病并非她最严重的问题。2011 年，她的行动变得迟缓，走路好像脚下踩了黏性的油一样，几个月后，她被诊断为帕金森病。她开始服用心宁美，一种用于缓解肌肉僵硬的抗帕金森药物，但病情依然迅速进展。她开始健忘，连过去轻松的闲谈都难以做到，说话结结巴巴，双唇总是吃力地一张一翕，仿佛想从黏稠的液体中拼命啜饮出遗忘的字句。帕金森病导致的血压降低也十分危险，她时常因此而跌倒。一年后，父亲也出现了健忘症状，我们劝说他辞去遗传学教职，从北达科他搬到长岛和我们比邻而居。2014 年 8 月，母亲的状况开始恶化。

她非常无助。晚上我到的时候，她就呆呆地坐在餐桌前，纸巾撒了一地，食物溢满了她的围裙。母亲病情的急遽进展吓到了父亲，从前脾气暴躁的他一下子变得不知所措。帮父母搬家的朋友悄悄对我说，"你父亲得有个盼头。"

"什么盼头？"我问道。

"盼着有一天你母亲能像过去一样做事。"

我们希望母亲依旧住在他们自己的家里，由我们兄妹 3 人分工合作来照顾她。这样父母就能继续独自生活——我们想得很简单，我姐姐从明尼阿波利斯过来的时候，就为母亲洗澡更衣，我负责她的医疗和超市采购，我哥哥照料家务。可事实上，父母家和它的两位主人一样，时常陷于崩溃边缘。

我们很想再做些什么，但母亲为她自己的失能而深感愧疚与尴尬。一天晚上，我扶着她上楼睡觉，她走得很慢很慢；自从摔了好几跤后，她非常害怕再跌倒。她的手紧紧抓住扶栏，皮肤都发白了，一边转身对我说，"对不起，让你为难啦！"

随着工作量的增加，我们雇请了护工——既为母亲，也为我们自己。但数次失窃事件后，我们意识到要严加控制进出父母家的人员。有个护工偷走了苹果手机、银汤匙，还有母亲的钻石耳环。我愤怒地开车到那人家去索回这些东西，她住在皇后区一片破落房子的地下室中，和两个孩子一起。水槽里堆满了脏盘子，一点震动，那些小蟑螂就会飞速爬进墙缝。孩子们惊恐地望着我，我好像站在大号的吉祥天女[1]海报前要求归还耳环——母亲丢了它们很沮丧——但护工坚称她什么都没拿。最后，我只能气冲冲地走了。

母亲的病情继续发展。她摔破了脚，在急诊室待了半天。她的拼读也发生了障碍，时常说到一半茫然不知所措，引起了新一轮的混乱。我们好几次以为她中风了，于是把她送到急诊室。因为心宁美的副作用，她出现了幻觉，总是看见床上爬着虫子或是地毯上有人躺着。母亲拒绝使用床边便盆，父亲只好不停地扶着她去洗手间，尤其是夜里，我们很害怕她会摔坏腰。她仍然噩梦不断，不过因为帕金森的缘故，她没法儿从床上跳起来了。最终，她需要家庭护理来协助她的基本生活：洗漱、进食、散步、穿衣。有次她对我说："儿子，想

---

1 印度女神——译者注

做什么就赶紧去做！衰老会比你想象的来得还要快。"

我们增加了用药——用于低血压的氟氢可的松，治疗幻觉的喹硫平，以及减轻其他药物副作用的药——效果不明显，也不知道如果一开始我们不调整，母亲是否能生活得更好些。尽管帕金森剥夺了她本应享受的生活——儿女成材、家庭美满，我的母亲也从未问过：为什么是我？但我们总是想：为什么是她？

每当病情恶化时，她都坚持，"保持这样的状态就可以了。"她总能重新调适自己的状态，以适应新的情况，保持乐观。但作为家人的我们看到母亲这样，非常痛苦。有天我哥哥拉杰说，他希望母亲早些解脱这些痛苦，他曾是个实用主义者。这令我想起外公的去世，是在他 83 岁生日后突发的心力衰竭，那时母亲表示这样短暂而没有痛苦的死亡是令人庆幸的。但我强烈地反对了哥哥拉杰，我还不能失去母亲，我希望她尽可能久地活下去。

母亲去世的那个早晨，拉杰在车上给我打电话。这不是他惯常的通讯时间——我猜想有什么事发生了。"妈妈不太好，"他的语调平静，"你去看看吧。"

我说我先把孩子送到学校就去。

"现在就去。"他说，"妈妈死了。"

4 月的阳光灿烂，湛蓝的天空下微风拂过，一丝云彩也不见。我踩下油门，边打电话给父亲。他接电话的声音很冷静，可听出是我之后，他哭了。他只嘱咐我开车小心，其余什么也说不出来。我让他把电话交给看护哈温德女士。哈温德告诉我，早上 5 点醒来时，她听见母亲的房间有呻吟声，于是她在门外呼唤母亲，但母亲没有回应。她赶紧起床，同时听见母亲叹了长长的 3 口气，然后便沉默了。她以为母亲又睡着啦——这是晚间噩梦时曾有的状况——但今天早上，她试图叫醒母亲时，没有回应了。母亲停止了呼吸，皮肤苍白冰冷。"她安息了，先生。"哈温德说，接着我听见父亲大喊，救护车来啦！

前一晚，我刚看望过母亲。她的行走比过去更艰难了。她告诉我觉得左侧有些胸痛，我猜是经常摔跤的缘故。现在，被绝望地堵在路上的我意识到，那胸痛很可能是冠心病心绞痛，母亲一定是在睡梦中发生了心脏骤停。除此之外，没有哪种疾病可以如此之快地夺走她的生命。

当我来到父母家时，路边一辆车也没有。我冲向屋子，但前门上了锁，我疯狂地按着门铃，但家里一个人也没有。我打电话给拉杰，他告诉我急救人员带他们去了普莱恩维尤医院急诊室，在几公里以外。他赶到时，急救人员正在救护车上准备开始心肺复苏，被他阻止了。急救人员坚持要做——母亲从未签署拒绝抢救的协议——但我哥哥非常坚决，甚至拿出了他的医院 ID 卡，他不允许任何人打扰母亲。很显然，他告诉他们，母亲已经过世了。

在急诊室，我在帘幕后找到了拉杰、哈温德以及我父亲，他们正坐在那里，陪伴着母亲。她躺在轮床上，身上盖着紫色被单。她的红色指甲修得很整齐，眉心的红点依旧鲜艳。父亲坐在轮床旁的矮凳上，双臂环抱着母亲，头靠在她的臂弯里，一会儿摸摸她的手，一会儿又按按她的脚。她的嘴张开着，父亲问我，葬礼前他们会不会让它合上。"她真美。"父亲说完，彻底崩溃。

近中午时，我带着哈温德女士回到父母家，以便她收拾屋子准备接待访客们。到家时，邻居的喷水器正洒着水，一道人工小彩虹悬在空中，简直是对那个沉痛日子的冒犯。进屋后，我强撑着踩上台阶。母亲的房间里，电扇叶还在沙沙转动，用来垫脚的枕头堆在躺椅上。柜子里放着我送她的背部按摩器，还在盒子里没拆。地上散落着药瓶

的小盖、纱布、检查心律失常的"智能平板"：医护人员又一次徒劳
无功的努力所余下的蛛丝马迹。像祖父和外祖父一样，母亲在突发心
脏病后死于心室纤颤，不过那是发生在她的睡眠中。睡梦中突然的死
亡，使得心脏性死亡显得更加可怕。

接下来的日子十分忙碌——通知亲友、接待客人、举行火化仪式
及葬礼——没有时间来悲伤。但一切归于平静后，悲伤便像海浪一样
涌向了我，一次又一次，无法停歇。两年前，在朋友母亲的葬礼上，
一位同事曾对我说："直到你的父母去世，你才会真正长大。"现在我
终于明白了这其中的含义，当父母还在世时，总有人把你当成孩子来
疼爱。小时候，母亲曾经给我讲过一个印度神话，说的是一个人被允
诺，如果淹死自己的母亲，就会得到全世界无限的财富。在河床边，
当他开始将她浸入冰冷的水中时，母亲恳求道："孩子，离水远点！
你会感冒的。"我母亲亦然。如果把家庭比作是一个人，那么母亲就
是它的心脏：滋养和确保其余部分运转的核心。在她葬礼的早晨，当
我在镜子前调整领带时，彷佛又听到她告诉我要挺直腰板，穿合身的
西装，自信地与人交谈。我想起了高中时的青蛙，哭了。我能听见妈
妈又一次对我说："儿子，你应该换个其他实验的对象，因为你的心
脏太小了。"

从某种意义上来说，死亡于她是一种仁慈，终结了她的痛苦。但
她的猝然而死，在我们每个人胸口撕开了一个口子，深达心底。

"这个世界就是这样。"当我去到母亲最喜欢的糖果店里时，店主
这样告诉我。在过去的 3 个月里，她失去了婆婆、姐夫和她的双亲。
虽然我知道许多人遭受了比我更严重的痛苦——死亡，但母亲的突然
离去却在折磨着我。有时，我感到愤怒：她十分满足于做父亲的贤内
助，对成年后的我却缺少关注。同时我也感到内疚，她死前一晚还抱

怨有胸痛。我是不是应该更认真地对待她的抱怨？作为一名心脏病专家，我知道在人的一生中，每两名女性中就有一名会患上心脏病，三分之一的人会死于心脏病，三分之二的人会出现无法判别的症状。可对于母亲的胸痛，我却什么都没做。拉杰没有耐心回应我的猜测，"我不想听到你对妈妈做了错事，"他哭着说，"你没有，你没有，你没有！我们永远无法获知她的死因，唯一能肯定的是那是件幸事。"

生理学中有个名为"牵涉性疼痛"的概念，即内脏器官受到的损害在其他地方也能感受到。例如，心脏病会导致手臂或下颌疼痛。也许情感上的痛苦也是如此。我真正感到后悔的是在母亲生命的最后几天忽视了她。我只注意着自己的事。在生命的最后几个月里，孤单脆弱的她会问我什么时候能来看看她，但又很巧妙地告诉我那天不要来：天气太冷，太热，或者太湿——总是和天气有关——她不想让我生病。母亲死后，我每天都在挣扎着不让这些遗憾占据自己的生活。但当时最最遗憾的人，应该是母亲。

我希望她能看到自己的葬礼，看到来自全国各地的几十位亲友。对于一个满足于在背后默默操持家务、把人生的舞台让给她有成就的丈夫和孩子们的女性来说，看到有那么多的人前来表达他们的敬悼，一定会感到惊讶。这并非是因为她做了什么，而是因为她是谁，这也许是最伟大的成就。

·

骨灰在我父亲的壁橱里存放了将近两个月。他无法决定是把它撒在赫尔德瓦尔的圣水里，还是印度恒河岸边，或是长岛岸边的大西洋里。最后，他决定不长途跋涉。拉杰在自由港订了一艘汽艇，我们在纪念日后一个晴朗的早晨出发，去安葬母亲的骨灰。在船上，牧师打开箱子，把东西一一摆好在桌子上：香、棉球、骨灰瓮和一些食物。父亲身着棕色的休闲裤和黄色衬衫，静静地看着一切。他从来没有像今天这样虔诚过。一个波浪袭来，汽艇加了速，我的肚子翻腾起来。我斜靠在桌子上，以免摔倒。

牧师先在我和哥哥的头上系了一根长长的红线，一直垂到小腿上，又以红浆涂抹在我们的眉毛上。接着，他点燃了浸在油里的香和棉球。拉杰和我一起，用面粉、水和牛奶捏了 16 个甜甜圈大小的面团，放在一个金属盘子里，连同橡子、米饭、各式各样的种子和其他供品一起——包括来自赫尔德瓦尔的圣水，以护佑母亲进入她来世的旅程。牧师拧开瓮盖，我们把圣水洒在装着骨灰的袋子上，然后打开袋子倒入更多的水和牛奶，还有盘子里的东西。最后，我们把袋子的混合物全倒进一个白色柳条篮子里。灰烬是炭灰色的；很难相信，这就是母亲的全部所余。我们把空袋子也放入了篮子，然后等待安葬这些骨灰。

船慢慢地停了下来。作为长子，拉杰被授予撒骨灰的使命，我却无论如何也做不到；那时我晕船晕得厉害。牧师站在甲板上吟咏，秃顶的脑袋在热浪中闪闪发光。拉杰把柳条篮子挂在一根长棍子末端的金属钩上。除了一连串难以理解的梵文音节之外，牧师没有作其他的仪式和言语，他靠在船舷上，把篮子放进水里，篮子里有个金属重物，以令它下沉。从我的角度看去，它像一个人头，幽灵般潜入水中，里面的东西在泛着绿光的水里散开，漫成一片浑浊的雾。牧师让我们双手合十祈祷，当他吟咏到十分大声时，我们都安静了。当他结束仪式时，船员用绳子将篮子拎回船上。我们调转方向，朝岸边驶去。

父亲和我一起坐车回家，彼此都很累，我的胃才刚刚好受些。我按下播放键，贝多芬的《悲怆奏鸣曲》。我望了一眼父亲，他正静静地凝视前方，一边听着音乐。他摇下车窗，热风拂过我们的脸。他沉默了一会儿，尖利的喇叭和刹车声从耳旁掠过。过了一会儿，他说，"我们共度了一生。我总在想她。"

为了跳动

试着每天发现快乐

满足是无法储藏的。

——彼得·施特林，神经生物学家

1990 年，加利福尼亚大学旧金山分校心脏病专家迪恩·奥尼什的研究小组在英国《柳叶刀》杂志上发表论文，内容是有关生活方式与心脏健康的实验。在这项研究中，48 名患有中度或重度冠状动脉疾病的患者被随机分为常规护理和"强化生活方式"两组，后者涉及低脂素食，每日步行一小时，群体社会心理支持和压力管理。一年后，实验组患者的冠状动脉斑块减少了近 5%。5 年后，减少了大约 8%。依从性越好的患者受益越大，基本呈正相关关系。另一方面，对照组患者一年后冠状动脉阻塞平均增加 5%，5 年后增加 28%。他们的心脏事件发生率大约是实验组的两倍，包括心肌梗死、冠状动脉血管成形术、冠状动脉搭桥手术和心脏相关的死亡。

奥尼什的研究受到了严厉的批评。评论者认为，它的受试者只是一个小群体，很难代表一般人群。被邀请的患者中实际只有一半人参与，表明可能存在选择偏倚。并且事实上并没有一个病人服用他汀类药物或其他胆甾醇类药物，因此，强化生活方式产生的影响对现在正接受妥善治疗的心脏病患者的影响只是猜测。此外，2013 年发表在《新英格兰医学杂志》上的一项研究表明，与建议采用低脂饮食的患者相比，食用富含橄榄油、水果和蔬菜、鱼和坚果的地中海饮食的患者患心脏病（包括心脏病发作和死亡）的风险要低约 30%，尽管这种饮食不如奥尼什的极端。

但奥尼什相信自己的研究结果，他扩大了项目规模，在全国 25 家医院和诊所展开了这项研究。他说服了联邦政府医疗保险以"强化心脏康复"之名支付研究费用。今天的奥尼什计划包括每周两次 4 小时的治疗，为期 9 周，每次包括一小时的营养课，一小时的锻炼，由社会工作者提供的一小时团体支持，以及一小时的瑜伽和冥想。

我听过奥尼什谈论这项计划的好处，所以在早秋的一个周五下午，我驱车前往新泽西州莫里斯敦的钱伯斯福利中心，那是离我最近的奥尼什中心。我去是出于个人原因，最近，我得知了自己的 CT 扫描结果。

当特罗斯特医生向我展示冠状动脉阻塞时，我并没有很吃惊。心脏疾病是我一直以来都在担心的问题，结果似乎是命中注定。这种阻塞相对轻微，但大多数冠状动脉斑块会破裂，轻度斑块往往比晚期斑块更软、更薄、更富脂肪、更容易破裂和形成血栓，因此大多数心脏病发生在轻微而不是严重的狭窄部位。因此我发现自己陷入了临床上的"第 22 条军规"困境[1]，这种疾病太小则难以修复，太大则不能忽

---

1 逻辑上的双环困境，指自相矛盾无法解决。——译者注

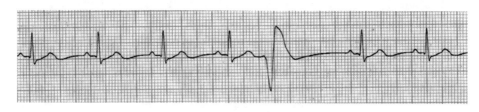

心电图显示室性早搏

视。为什么会发展？我一直在想。我不能停止猜想。是因为我在大学里抽了几根烟吗？还是吃了太多的糕点以及婚姻里的争吵？或者是疾病早已编入我的基因？不管是什么原因，我的未来似乎突然变得无法预测。我有一种特殊的感觉，想加快生活，在时间耗尽之前见证所有的重要时刻。

自进入医学院以来，我一直都有室性早搏的情况，大多数时候这是良性的，即正常的心脏跳动期间，会突然冒出一次额外的心跳。大多数室性早搏形成后会出现"补偿性暂停"，当下一次心跳延迟时，心脏会恢复正常节律。在补偿性暂停期间，心室充满血液的时间比平时长一点，因此早搏后的第一次心跳异常强烈，砰咚，胸腔内的搏动宣告节律已经回到原来的状态。当我扫描完后躺在书房里听外面蟋蟀的声音时，我突然想到我的扫描和室性早搏很像，都是正常事物序列的一种中断。我是不是该让事情回到原来的样子？还是干脆重置？

接下来的几天里，我做了更多的检查检验。超声心动图显示我的心腔和瓣膜功能正常。颈动脉超声显示供给大脑的动脉没有斑块。然而，血液检验确实表明我的脂蛋白（a）——一种携带胆固醇的分子水平升高了。高血清脂蛋白（a）浓度与冠状动脉疾病或中风的正常风险增加一倍以上有关。

据我了解，脂蛋白（a）是南亚人较高心脏病发病率和心血管死亡率的部分原因，但还有一些别的因素。南亚人的冠状动脉似乎比其他种族群体更小一些，这可能会导致更多的湍流血流和血管壁应力，从而导致动脉粥样硬化。南亚人血液中也可能含有小且较稠密的胆固醇颗粒，这些颗粒更容易引起动脉硬化。采用"西方"生活方式——高热量、低运动量也没有帮助，可能激活所谓的节俭基因，从而产生腹部脂肪，增加了胰岛素抵抗和罹患糖尿病的风险。（这些基因在饥荒时期可能是有利的，但在物质充裕的世界中则成为了问题。）社会和文化因素无疑也起到了作用。对我母亲来说确实如此。在她成长的文化中，成年人不愿意为自己花时间，不愿意暂时放弃工作、家庭和孩子的责任去锻炼。而且，像她的许多印度朋友一样，我母亲相信命运，相信未来和未来的健康是命中注定的。她被这种宿命论哲学所束缚，从不相信一个人可以改变自己生活的自然进程。

但我不希望命运就此决定。我想通过改变来稳定 CT 扫描显示的结果——或者逆转它。但应该做出哪些改变？我已经过着健康的生活了。我正在预防性服用降胆固醇他汀类药物。我意识到，必须做出更加贴近本质的改变。

我打电话给朋友阿肖克，一位电视制片人兼瑜伽士。我们约好下班后在法拉盛的印度教寺庙见面。这是个炎热的仲夏夜，寺庙位于一个中产阶级住宅区，生锈的连锁围栏隔开周围，门口的标志提醒着访客，"禁止在此处破坏椰子。"[1] 我到的时候，祈祷仪式刚刚结束。一个身系白色腰布的男人一面摇铃，一面虔诚地念诵着，"Shanti，Shanti，Shanti。"[2] 我瞥见了阿肖克，一个大腹便便的中年人，穿着米色的库尔

---

1 椰子在印度教中有多种象征含义，常被当作祭品。——译者注
2 祈愿和平的印度祷文。——译者注

塔[1]，额头点着红色粉末。他低着头，从每尊高昂的神像前走过，一一跪在他们面前喃喃地说了些什么。完成后，他走过来握了握我的手。我们一起下楼到食堂，点了印度都沙和甜奶昔，坐下来等待。

我想解释下约他见面的原因，但阿肖克似乎并不在意。他心满意足地坐在人来人往的房间里。礼貌的闲谈之后，我告诉他我的扫描结果。他皱起眉头，一派心理分析学家的模样仔细倾听着。

"我发现你总是很认真地对待事情，"阿肖克终于说，毫无疑问，在他看来，我的扫描结果与此有关，"学会忘记你的想法。"

我笑了，"那该怎么做呢？"

他的表情变得严肃起来，"瑜伽、冥想、在公园散步，都会有效。或许你认为这是浪费时间，但这恰是最宝贵的时间，它有助于你管理一整天。"

我曾经尝试过几次瑜伽。和索尼娅结婚之后，我俩好奇地去了翠贝卡的一家乏味的工作室，在那儿，一位戴着玛拉项链的老太太让我们摆出让人痛苦的姿势，并盯住坑壁上的一处斑点。我确实感到了放松（我猜可能是深呼吸引起的急性呼吸性碱中毒），但我没有坚持练习。

阿肖克建议我继续这种练习。"把这次扫描看成是一种祝福，"他鼓励道，"它会帮助你找到更冷静的方法。你的思想、你的心念本不是你的主人，但它们却控制了你。从思维中超脱出来，你才能到达真正的自由之所。"

---

1 印度传统服饰，无领长袖衬衣。——译者注

·

　　这就是我来到新泽西州莫里斯敦的原因。奥尼什中心位于一幢大型办公楼内，就在树木茂密的道路旁。巨大的橡树下，落英缤纷。我到了以后，负责人执业护士卡罗尔在前台会见了我。"有不少年轻的印度男人给我们打电话。"之前通电话时她曾告诉我。

　　当天的导览已经结束，卡罗尔又带我参观了一圈中心设施：厨房里有一个擦得很亮的炉子，参与者在那里一起吃了一个小时的素食午餐；健身房由两名护士和一名运动生理学家督导，一些意志坚定的人还在踩着踏板跑步；压力管理室，椅子排成一圈，瑜伽垫还搁在地上。

　　卡罗尔告诉我，她父亲是 70 岁时被诊断出患有心脏病的。他的肩膀一直疼痛，但压力测试结果正常，冠状动脉造影显示三根血管都有病变，并且已经十分严重，手术或血管成形术都无能为力了。"他命在旦夕。"她说。无可奈何，她父亲便试着参加了奥尼什项目，坚持了两个月后，他死于突发的心律失常。虽然这算不上是什么好的开端，但从那以后，卡罗尔便开始从事奥尼什式预防心脏病的研究。

　　在办公室里，卡罗尔向我展示了冠状动脉疾病退化计划参与者的血管造影。"每当人们谈及奥尼什项目时，首先想起的总是饮食，"她说，"但其实社会支持和压力管理才是最重要的部分。"患者常常拒绝参加团体治疗，她说，"有些人要求跳过这部分。他们不愿向陌生人敞开心扉，不过到最后，这部分往往是最令他们难忘的。"

　　奥尼什本人非常重视项目中的社会心理部分。例如，在原先的对照组中，一些病人采用了几乎和干预组同样强度的饮食和锻炼计划，但他们的心脏病仍在继续发展；仅仅依靠饮食和运动的改变，不足以促进冠状动脉斑块消退。在一年和五年的随访中，压力管理与冠状动脉疾病逆转的关系比运动更为密切。"在我们的文化中，对沟通和社区的需求往往无法实现，"奥尼什在 2015 年的采访中说，"我们知道这些事情会影响我们的生活质量，但它们会对我们的生存产生比大多数人想象的更大的影响。"

许多研究表明，奥尼什可能是正确的。例如，排除常见的佛莱明翰风险因素，如高胆固醇、高血压、肥胖和吸烟等，心脏病发作后继发抑郁的患者在 6 个月内死亡的可能性是未抑郁患者的 4 倍。在另一项研究中，研究对象是没有心血管疾病病史的更年期女性，与生活中感觉良好的患者相比，那些心理压力评分更高的患者颈动脉增厚更多，血管年龄更高。毫无疑问，这些研究中有不少仅仅是小范围的，并且相关性并不代表因果关系；但很显然，压力可能会导向不健康的生活习惯——营养不良，缺乏锻炼，吸烟增加——这是心血管风险增高的真正原因。但是，如同吸烟与肺癌之间的关联一样，当许多研究结果都指向同一结论，且可用于解释因果关系的机制恰好存在时，似乎没有理由来否认这种关联的可能性。奥尼什和其他人得出的结论和我在 20 年行医生涯中所学到的完全一致：情绪化的心脏以多种神秘的方式影响着它的生物学部分。

卡罗尔告诉我，当患者没有来奥尼什中心的时候，她会采用"追踪器"来了解他们的情况。有饮食和运动追踪器，也有关爱和支持追踪器。患者需要在简单的数字量表上记录"我的人际联络状况如何？"。那些每天进行超过一小时压力管理的患者的冠状动脉血流改善最大。"我们的生活节奏快到令人发狂，"卡罗尔说，"交感神经系统处于超速状态，但我们可以控制如何应对压力。"

遗憾的是，我无法参加奥尼什计划。连续 3 个月每周两次前往新泽西州对我来说不可行，卡罗尔也说，目前还没有适合我的简化版课程。不过她会发给我一些材料，这样我就可以自己开始了。"试着每天发现快乐，"她说边带我去坐电梯，"关注当下，而不是后悔过去或担心未来。"我告诉她我会尽我所能。我去了停车场，驱车前往周五晚上的长岛。

·

在过去的 50 年中，相较于其他医学领域，心脏病学可能是拥有最多技术创新和质量改进的一门学科。这个黄金时期见证了一系列延长人类寿命的进展，其中许多都已在前文中讨论过，包括植入式起搏器和除颤仪、冠状动脉血管成形术、冠状动脉搭桥手术和心脏移植。预防性的健康倡议作为补充，如戒烟、降低胆固醇和降低血压，进一步完善了这些生物医学进展。自 1968 年（我出生的那一年）以来，心血管事件的死亡率下降了 60%。在 20 世纪的医学史中，几乎再没有如此令人振奋和影响深远的事件了。

有段时间，癌症看似将取代心脏病成为美国人的主要死亡原因，但现在已不复存在。在过去 10 年中，心血管事件死亡率的下降速度明显放缓。原因很多：吸烟率的下降趋于稳定，美国人变得更加超重了。研究者预计，未来 25 年内，糖尿病患者将会达到目前的两倍之多。但我相信还有其他原因。当前的心脏病学进展可能已达到了延长人类生命的极限。

这对于沃尔特·利乐海、安德烈亚斯·格鲁安提戈和米歇尔·米罗斯基等心脏研究的先驱们来说，可能是无稽之谈，但在今天却很难反驳。边际效益递减法适用于每家企业，心血管医学也不例外。例如，自从冠状动脉血栓被证实是大多数心脏病发作的原因以来，心脏病学家已经将其视为金科玉律，即更快速地治疗血栓可以提高患者的生存率。医生们信奉"时间就是力量"，越快越好。然而，2013 年在《新英格兰医学杂志》上发表的纳入近 100000 名患者的一项研究发现，"从门槛到球囊扩张时间"——指从患者去医院就诊到气囊充气以恢复冠状动脉血流的时间——的时间缩短并没有改善院内生存率。研究显示，"从门槛到球囊扩张时间"的时间中值从 83 分钟降至 67 分钟，但短期死亡率并没有变化。

对这一结论，有如下几项合理的解释。首先，相对健康且死亡风险较低的心脏病患者可能已经得到了快速治疗，而那些风险较高的患者则经历了最多的延误。也许这项研究的随访时间太短，如果多等待一段时间，就能发现生存率的改善。或许还有另一个原因。自 1958 年梅森·索尼发明冠状动脉血管造影术以来，心脏病发作后的死亡率已从 30% 下降到 3%。如果精简或加快现有操作，是否能产生显著的额外益处？

还有其他像这样递减的例子。在我的专业——心力衰竭中，自 20 世纪 80 年代中期 β - 受体阻滞剂和血管紧张素转化酶抑制剂等药物问世以来，患者生存率已大幅提高。然而，近期对新药——内皮素阻滞剂、血管加压素拮抗剂等的研究显示，效果并不明显。今天，患者的佛莱明翰风险因素，如高血压和高胆固醇，已经得到了很好的控制。在现有的成功基础上做出改善，越来越困难。

毫无疑问，我们应该庆贺医药科技的崛起。例如，超过 90% 的直接进入医院做血管成形术的患者如今的"从门槛到球囊扩张时间"小于 90 分钟，中位数约为 60 分钟，仅仅几年就有了显著改善。然而这也意味着今后每一步新的尝试，都需要更高的标准。

我认为，目前的心血管医学侧重于"派生"药物、附加疗法或优化现有操作的状态，会导致未来几年的进展滞缓。我们需要转向一种新的模式，侧重于预防——追根溯源，关闭水龙头而不仅仅是抹干地上的水——以继续取得患者和医生已经习惯的那种进步。在这一模式中，心理社会因素将成为思考健康议题的首重与核心。尽管心脏与情绪的联结已有了数百年的历史，但在这一领域依然缺乏广度与深度的探索。在今天，人们越来越清楚的是，高血压、糖尿病和心力衰竭等慢性疾病与社区、职业、家庭和思想状况密不可分。

正如我们所见，心脏疾病的根源可以上溯至心理、社会乃至政治因素。因此最佳治疗方案是条分缕析地针对以上方面进行干预。当然，这说起来容易做起来难。心理社会"修复"就像医疗行为一样充满变数。在这一过程中，人们需要权衡取舍，而价值观冲突和边际递减也时有发生，甚至连需要修复的是什么也存在疑问。但正如神经生物学家彼得·斯特林所说，"放松心情，满足于当下"，多亲近自然和他人。有些人需要城市规划举措来鼓励他们用步行和骑车取代久坐的生活方式，其他人则需要更多地融入大众，例如多参加公共活动。对还有一些人来说，更多个性化的举措也能使他们的心血管状况获益，例如冥想。无论如何，今天的人们越来越能理解，生物学的心脏与其隐喻化的部分有着千丝万缕的联结。为了心灵的疗愈，我们必须从社会和心理角度同时做出调适。值得关注的不应只有身体，更应涵盖我们之所以为人的本质。

·

我躺在毯子上等星星，落日西沉已经一个多小时，暗金色流云晕染在天际，一派暖意。空气中仍飘散着香茅和除虫剂的余味。派对已接近尾声，孩子们还在玩着糖果风暴，大笑着滑下充气滑梯，嬉闹奔跑在草地上。女儿皮娅趴在我胸前，小脑袋深深地埋入我的颈窝，亲热极了。

"你快乐吗？"她的气息呵得我痒痒的。

"当然，"我答道，"你呢？"

"嗯，爸爸，"她说，"我也很快乐！"

不知不觉间，夏天远去了，我的 CT 检查也淡出记忆，定格为一段插曲。我曾以为它会改变一切，但不过像是打了个嗝，漏了一拍的心跳，最终，生活依然转圜到原来的节律。想象一下，你曾计划去远方旅行，一处只在画上见到过的彼方世界，可真的到了那一天，却发现它与你的原点并无不同：一样的天空，一样的空气，一样的云彩。当然了，我有那么一点儿改变。比如每天运动，健康饮食，更多地陪伴家人和朋友。我依旧喜欢努力工作，但不再那么抵触休息了。

许多影响健康的因素都是我们无法直接控制的——我们不能减少阅读报纸、在竞争性的经济中养家或生活在充满暴力的社区中所带来的压力——至少在缺乏耐心和共同努力的前提下，是无法做到的。但很多决定和行为方式都是可控的。你想要长寿、健康、丰盈的生活吗？不要抽烟，适度锻炼，再加健康饮食。但也要妥善处理人际关系以及生活中不可避免的烦恼和伤害。思维方式、应对策略、面临挑战的能力、超越痛苦的能力、爱的能力——上述种种，也是一生的议题。

我会适时地复查 CT，看看冠脉斑块是否有所发展。但就算发现了什么，我也不会再害怕。过去一个世纪甚或仅仅这 10 年来，心脏病学领域所累积的知识已足以使我安心。现在，我们无须开胸，便可以更换心脏瓣膜。我们可以通过干预治疗受损的心肌细胞。我的祖父去世时才 50 出头，而现在写下这些句子的我，已经 48 岁。有别于

他的是，我荣幸地生活在了一个人类心脏已受控于自身之手的文明纪
元。这短短的 3 厘米，嬗越了人类千年的历史，表面上看来，似乎是
始于心包手术，但实际上，却是早在心脏仍被视为神圣之器，并由种
种禁忌所奉藏着的时代，就已开始。这段旅程中，心脏变成了一种可
以操纵和控制的机械。但正如我们所了解的，若要驾驭一颗心，必须
同时辅以对几千年来人们赋予它的情绪意义的关注。

　　在我多年来大大小小的事务中，心脏的形状总是随处可见：落在
我挡风玻璃上的雨滴、厨房里切了片的甜菜根、草莓切片和咬了一口
的樱桃。每天早晨咖啡中的奶沫也会晕开成螺旋波的模样。

　　我依然时常想起祖辈们，还有母亲。我会想象心脏骤停的祖父突
然瘫倒在坎普尔的石头地板上，周围是惊慌失措的家人。或是我外祖
父去世的那一天，正坐在他新德里家中的画室，听着 BBC 新闻，一
面等候早餐。几下心跳之后，他便猝死了。尽管导致他们（很可能还
包括我母亲）死亡的是同一种机制，但结果却不尽相同。一个留下了
无尽的伤痛，但对另外两个却毋宁说是一种慈悲。大部分时候，心脏
的力量令我感到敬畏，但我已不再将它视作威胁。它确实会突然扼熄
生命之火，但当生存的压力蓄积到一定程度，这个器官，生命的原动
力和堡垒，也是一道安全阀门，赐与人们迅速而没有痛苦的死亡。

Supplementary Reading

———

延伸阅读

简介：生命引擎 没有必要为心肌梗死感到抱歉

· Ford, Earl S., Umed A. Ajani, Janet B. Croft, Julia A. Critchley, Darwin R. Labarthe, Thomas E. Kottke, Wayne H. Giles, and Simon Capewell. "Explaining the Decrease in U.S. Deaths from Coronary Disease, 1980–2000." *The New England Journal of Medicine* 356, no. 23 (2007):2388–98.

Chapter 1 纤小的心 你的心脏太小了！

· Cannon, Walter B. "'Voodoo' Death." *American Anthropologist* 44, no. 2 (1942): 169–81.

· Hall, Joan Lord. "'To the Very Heart of Loss': Rival Constructs of 'Heart' in *Antony and Cleopatra*." *College Literature* 18, no. 1 (1991):64–76.

· Kriegbaum, Margit, Ulla Christensen, Per Kragh Andersen, Merete Osler, and Rikke Lund. "Does the Association Between Broken Partnership and First Time Myocardial Infarction Vary with Time After Break-Up?" *International Journal of Epidemiology* 42, no. 6 (2013): 1811–19.

· Leor, Jonathan, W. Kenneth Poole, and Robert A. Kloner. "Sudden Cardiac Death Triggered by an Earthquake." *The New England Journal of Medicine* 334,no. 7 (1996):413–19.

· McCraty,Rollin. "Heart-Brain Neurodynamics:The Making of Emotions." HeartMath Research Center,HeartMath Institute. Publication 03-015 (2003).

· Nager,Frank. *The Mythology of the Heart.* Basel:Roche,1993.

· Richter,Curt P. "On the Phenomenon of Sudden Death in Animal and Man." *Psychosomatic Medicine* 19,no. 3 (1957):191–98.

· Rosch,Paul J. "Why the Heart Is Much More Than a Pump." HeartMath Library Archives.

· Samuels,Martin A. "The Brain–Heart Connection." *Circulation* 116 (2007):77–84.

· Weiss,M. "Signifying the Pandemics:Metaphors of AIDS,Cancer,and Heart Disease." *Medical Anthropology Quarterly*,n.s.,11 (1997):456–76.

· Yawger,N. S. "Emotions as the Cause of Rapid and Sudden Death." *Archives of Neurology and Psychiatry* 36 (1936):875–79.

Chapter 2　**初次搏动** 我们因它而生

· Harvey,William. "On the Motion of the Heart and Blood in Animals." Translated by R. Willis. In *Scientific Papers:Physiology,Medicine,Surgery,Geology,with Introductions,Notes,and Illustrations.* New York:P. F. Collier and Son,1910.

· O'Malley,C. D. *Andreas Vesalius of Brussels,1514–1564.* Berkeley:University of California Press,1964.

· Park,K. "The Criminal and the Saintly Body: Autopsy and Dissection in Renaissance Italy." *Renaissance Quarterly* 47 (1994): 1–33.

· Pasipoularides,A. "Galen,Father of Systematic Medicine:An Essay on the Evolution of Modern Medicine and Cardiology." *International Journal of Cardiology* 172 (2014):47–58.

· Rosch,Paul J. "Why the Heart Is Much More Than a Pump." HeartMath Library Archives.

· Schultz,Stanley G. "William Harvey and the Circulation of the Blood:The Birth of a Scientific Revolution and Modern Physiology." *Physiology* 17,no. 5 (2002):175–80.

· Shoja,Mohammadali M.,Paul S. Agutter,Marios Loukas,Brion Benninger,Ghaffar Shokouhi,Husain Namdar,Kamyar Ghabili,Majid Khalili,and R. Shane Tubbs. "Leonardo da Vinci's Studies of the Heart." *International Journal of Cardiology* 167,no. 4 (2013):1126–33.

· West,John B. "Marcello Malpighi and the Discovery of the Pulmonary Capil- laries and Alveoli." *American Journal of Physiology-Lung,Cellular,and Molecular Physiology* 304,no. 6 (2013):L383–L390.

Chapter 3　离合器 打开这颗跳动的心！

· Alexi-Meskishvili,V.,and W. Bottcher. "Suturing of Penetrating Wounds to the Heart in the Nineteenth Century:The Beginnings of Heart Surgery." *The Annals of Thoracic Surgery* 92,no. 5 (2011):1926–31. -1—

· Asensio,Juan A.,B. Montgomery Stewart,James Murray,Arthur H. Fox,Andres Falabella,Hugo Gomez,Adrian Ortega,Clark B. Fuller,and Morris D. Kerstein. "Penetrating Cardiac Injuries." *Surgical Clinics of North America* 76,no. 4 (1996):685–724.

· Cobb,W. Montague. "Daniel Hale Williams-Pioneer and Innovator." *Journal of the National Medical Association* 36,no. 5 (1944):158.

· Dunn,Rob. *The Man Who Touched His Own Heart.* New York:Little,Brown,2015.

· Johnson,Stephen L. *The History of Cardiac Surgery,1896—1955.* Baltimore:Johns Hopkins University Press,1970.

· Meriwether,Louise. *The Heart Man:Dr. Daniel Hale Williams.* Englewood Cliffs,N. J.:Prentice-Hall,1972.

· Werner,Orla J.,Christian Sohns,Aron F. Popov,Jannik Haskamp,and Jan D. Schmitto. "Ludwig Rehn (1849–1930): The German Surgeon Who Performed the Worldwide First Successful Cardiac Operation." *Journal of Medical Biography* 20, no. 1 (2012): 32–34.

Chapter 4　发电机　昙花一现的交叉循环

· Goor,Daniel A. *The Genius of C. Walton Lillehei and the True History of Open Heart Surgery*. New York:Vantage Press,2007.

· Lillehei,C. W. "The Birth of Open Heart Surgery:Then the Golden Years." *Cardiovascular Surgery* 2,no. 3 (1994):308–17.

· Lillehei,C. W.,M. Cohen,H. E. Warden,N. R. Ziegler,and R. L. Varco. "The Results of Direct Vision Closure of Ventricular Septal Defects in Eight Patients by Means of Controlled Cross-circulation." *Surgery, Gynecology, and Obstetrics* 101 (1955):446.

· Miller,G. Wayne. *King of Hearts:The True Story of the Maverick Who Pioneered Open Heart Surgery*. New York:Crown,2000.

· Rosenberg,J. C.,and C. W. Lillehei. "The Emergence of Cardiac Surgery." *Lancet* 80 (1960):201–14.

Chapter 5　泵　人工心肺机的发明

· Brock,R. C. "The Surgery of Pulmonary Stenosis," *British Medical Journal*, no. 2 (1949):399–406.

· Castillo,Javier G.,and George Silvay. "John H. Gibbon Jr. and the 60th Anniversary of the First Successful Heart-Lung Machine." *Journal of Cardiothoracic and Vascular Anesthesia* 27,no. 2 (2013):203–207.

· Cohn,Lawrence H. "Fifty Years of Open-Heart Surgery." *Circulation* 1007 (2003):2168–70.

· Gibbon,John H.,Jr. "Development of the Artificial Heart and Lung Extra- corporeal Blood Circuit." *JAMA* 206,no. 9 (1968):1983–86.

——. "The Early Development of an Extracorporeal Circulation with an Artificial Heart and Lung." *Transactions of the American Society for Artificial Internal Organs* 13,no. 1 (1967):77–79.

——. "The Gestation and Birth of an Idea." *Philadelphia Medicine* 13 (1963): 913–16.

Shumacker, Harris B., Jr. *The Evolution of Cardiac Surgery*. Bloomington：Indiana

University Press, 1992.

———. *John Heysham Gibbon, Jr., 1903–1973: A Biographical Memoir*. Washington, D.C.: National Academy of Sciences, 1982.

· Stoney, William S. "Evolution of Cardiopulmonary Bypass." *Circulation* 119,no. 21 (2009): 2844–53.

Chapter 6　核 X 线探路冠状动脉

· Altman, Lawrence K. *Who Goes First? The Story of Self-Experimentation in Medicine*. New York: Random House, 1987.

· Forssmann, Werner. *Experiments on Myself*. New York:St. Martin's Press,1974.

· Forssmann-Falck,Renate. "Werner Forssmann:A Pioneer of Cardiology." *American Journal of Cardiology* 79,no. 5 (1997):651–60.

Chapter 7　紧绷的弦 哪些人容易患上心脏病?

· Friedman,Meyer,and Ray H. Rosenman. *Type A Behavior and Your Heart*. New York:Alfred A. Knopf,1974.

· Kannel,William B. "Contribution of the Framingham Study to Preventive Cardiology." *Journal of the American College of Cardiology* 15,no. 1 (1990):206–11.

· Kannel,William B.,Thomas R. Dawber,Abraham Kagan,Nicholas Revotskie, and Joseph Stokes. "Factors of Risk in the Development of Coronary Heart Disease— Six-Year Follow-Up Experience: The Framingham Study." *Annals of Internal Medicine* 55, no. 1 (1961): 33–50.

· Kannel,William B.,Tavia Gordon,and Melvin J. Schwartz. "Systolic Versus Diastolic Blood Pressure and Risk of Coronary Heart Disease:The Framingham Study." *American Journal of Cardiology* 27,no. 4 (1971):335–46.

· Kaplan,J. R.,S. B. Manuck,T. B. Clarkson,F. M. Lusso,D. M. Taub,and E. W. Miller. "Social Stress and Atherosclerosis in Normocholesterol- emic Monkeys." *Science* 220,no. 4598 (1983):733–35.

· Kriegbaum,Margit,Ulla Christensen,Per Kragh Andersen,Merete Osler,and Rikke

Lund. "Does the Association Between Broken Partnership and -1— First Time Myocardial Infarction Vary with Time After Break-Up?" *International Journal of Epidemiology* 42, no. 6 (2013): 1811–19.

· Mahmood, Syed S., Daniel Levy, Ramachandran S. Vasan, and Thomas J. Wang. "The Framingham Heart Study and the Epidemiology of Car- diovascular Disease: A Historical Perspective." *Lancet* 383, no. 9921 (2014): 999–1008.

· Marmot, Michael G. "Health in an Unequal World." *Lancet* 368 (2006):2081–94.

· Marmot, Michael G., and S. Leonard Syme. "Acculturation and Coronary Heart Disease in Japanese-Americans." *American Journal of Epidemiology* 104, no. 3 (1976):225–47.

· Nerem, Robert M., Murina J. Levesque, and J. Fredrick Cornhill. "Social En- vironment as a Factor in Diet-Induced Atherosclerosis." *Science* 208, no. 4451 (1980):1475–76.

· Oldfield, Benjamin J., and David S. Jones. "Languages of the Heart: The Biomedical and the Metaphorical in American Fiction." *Perspectives in Biology and Medicine* 57, no. 3 (2014): 424–42.

· Oppenheimer, Gerald M. "Becoming the Framingham Study, 1947–1950." American Journal of Public Health 95, no. 4 (2005): 602–10.

· Ramsay, Michael A. E. "John Snow, MD:Anaesthetist to the Queen of England and Pioneer Epidemiologist." *Baylor University Medical Center Proceedings* 19, no. 1 (2006): 24.

· Sterling, Peter. "Principles of Allostasis: Optimal Design, Predictive Regula- tion, Pathophysiology, and Rational Therapeutics." In *Allostasis, Ho- meostasis, and the Costs of Physiological Adaptation*, edited by Jay Schulkin, 17. New York:Cambridge University Press, 2004.

· Worth, Robert M., Hiroo Kato, George G. Rhoads, Abraham Kagan, and Sherman Leonard Syme. "Epidemiologic Studies of Coronary Heart Disease and Stroke in Japanese Men Living in Japan, Hawaii, and California:Mortality." *American Journal of Epidemiology* 102, no. 6 (1975):481–90.

Chapter 8 管道 心脏介入领域的开创

· Monagan,David,and David O. Williams. *Journey into the Heart:A Tale of Pioneering Doctors and Their Race to Transform Cardiovascular Medicine.* New York:Gotham,2007.

· Mueller,Richard L.,and Timothy A. Sanborn. "The History of Interventional Cardiology:Cardiac Catheterization,Angioplasty,and Re- lated Interventions." *American Heart Journal* 129, no. 1 (1995): 146–72.

· Payne, Misty M. "Charles Theodore Dotter: The Father of Invention." *Texas Heart Institute* 28, no. 1 (2001): 28.

· Rösch, Josef, Frederick S. Keller, and John A. Kaufman. "The Birth, Early Years, and Future of Interventional Radiology." *Journal of Vascular and Interventional Radiology* 14, no. 7 (2003): 841–53.

· Sheldon, William C. "F. Mason Sones, Jr.—Stormy Petrel of Cardiology." *Clinical Cardiology* 17, no. 7 (1994): 405–407.

Chapter 9 线圈 起搏器时代来临

· Davidenko,Jorge M.,Arcady V. Pertsov,Remy Salomonsz,William BaXter, and José Jalife. "Stationary and Drifting Spiral Waves of Excitation in Isolated Cardiac Muscle." *Nature* 355,no. 6358 (1992):349–51.

· De Silva,Regis A. "George Ralph Mines,Ventricular Fibrillation,and the Dis- covery of the Vulnerable Period." *Journal of the American College of Cardiology* 29,no. 6 (1997):1397–402.

· Garfinkel,Alan,et al. "Preventing Ventricular Fibrillation by Flattening Cardiac Restitution." Proceedings of the National Academy of Sciences 97, no. 11 (2000):6061–66.

· Garfinkel,Alan,et al. "Quasiperiodicity and Chaos in Cardiac Fibrillation." Journal of Clinical Investigation 99,no. 2 (1997):305.

· Gray,Richard A.,José Jalife,Alexandre Panfilov,William T. Baxter, Cándido Cabo, Jorge M. Davidenko, and Arkady M. Pertsov. "Nonstationary Vortex-Like Reentrant Activity as a Mechanism of Polymorphic Ven- tricular Tachycardia in the Isolated

Rabbit Heart." *Circulation* 91, no. 9 (1995): 2454–69.

· Link, Mark S., et al. "An Experimental Model of Sudden Death Due to Low-Energy Chest-Wall Impact (Commotio Cordis)." *The New England Journal of Medicine* 338, no. 25 (1998)：1805–11.

· McWilliam,John A. "Cardiac Failure and Sudden Death." *British Medical Journal* 1, no. 1462 (1889)：6.

· Mines,George Ralph. "On Circulating Excitations in Heart Muscles and Their Possible Relation to Tachycardia and Fibrillation." *Transactions of the Royal Society of Canada* 8 (1914):43–52.

· Myerburg,Robert J.,Kenneth M. Kessler,and Agustin Castellanos. "Pathophysiology of Sudden Cardiac Death." *Pacing and Clinical Electrophysiology* 14, no. 5 (1991): 935–43.

· Ruelle, David, and Floris Takens. "On the Nature of Turbulence." *Communications in Mathematical Physics* 20, no. 3 (1971): 167–92.

· Winfree, Arthur T. "Electrical Turbulence in Three-Dimensional Heart Muscle." *Science* 206 (1994):1003–1006.

——. "Sudden Cardiac Death:A Problem in Topology?" *Scientific American* 248,no. 5 (1983):144–61.

Chapter 10　电机 除颤仪的发明与应用

· Heilman,M. S. "Collaboration with Michel Mirowski on the Development of the AICD." *Pacing and Clinical Electrophysiology* 14,no. 5 (1991):910 –15.

· Jeffrey,Kirk. *Machines in Our Hearts:The Cardiac Pacemaker,the Implantable Defibrillator,and American Health Care.* Baltimore:Johns Hopkins University Press,2001.

· Kinney, Martha Pat. "Knickerbocker,G. Guy." Science Heroes. www .scienceheroes. com/index.php?option=com_content&view =article&id=338&Itemid=284.

· Mirowski, M., et al. "Termination of Malignant Ventricular Arrhythmias with an Implanted Automatic Defibrillator in Human Beings." *The New England Journal of Medicine* 303,no. 6 (1980):322–24.

· Mower,Morton M. "Building the AICD with Michel Mirowski." *Pacing and Clinical Electrophysiology* 14,no. 5 (1991):928–34.

· Worthington,Janet Farrar. "The Engineer Who Could." *Hopkins Medical News* (Winter 1998).

Chapter 11 更替 你能给他一颗新的心脏吗？

· Cooley,Denton A. "The Total Artificial Heart as a Bridge to Cardiac Transplantation:Personal Recollections." *Texas Heart Institute Journal* 28,no. 3 (2001):200.

· DeVries,William C.,Jeffrey L. Anderson,Lyle D. Joyce,Fred L. Anderson,Elizabeth H. Hammond,Robert K. Jarvik,and Willem J. Kolff. "Clin- ical Use of the Total Artificial Heart." New England Journal of Medi- cine 310,no. 5 (1984):273–78.

· McCrae,Donald. *Every Second Counts:The Race to Transplant the First Human Heart*. New York:G. P. Putnam's Sons,2006.

· "Norman Shumway,Heart Transplantation Pioneer,Dies at 83." Stanford Medicine News Center,Feb. 10,2007. med.stanford.edu/news/all -news/2006/02/norman-shumway-heart-transplantation-pioneer -dies-at-83.html.

· Perciaccante,A.,M. A. Riva,A. Coralli,P. Charlier,and R. Bianucci. "The Death of Balzac (1799–1850) and the Treatment of Heart Failure Dur- ing the Nineteenth Century." *Journal of Cardiac Failure* 22,no. 11 (2016):930–33.

· Strauss,Michael J. "The Political History of the Artificial Heart." *The New England Journal of Medicine* 310,no. 5 (1984):332–36.

· Woolley,F. Ross. "Ethical Issues in the Implantation of the Artificial Heart." *The New England Journal of Medicine* 310,no. 5 (1984):292–96.

Chapter 12 脆弱的心 9·11 双子塔之殇

· Lown,Bernard. *The Lost Art of Healing*. Boston:Houghton Mifflin,1996.

· Sears,Samuel F.,Jamie B. Conti,Anne B. Curtis,Tara L. Saia,Rebecca Foote, and Francis Wen. "Affective Distress and Implantable Cardioverter De- fibrillators:Cases for Psychological and Behavioral Interventions." *Pacing and Clinical Electrophysiology* 2,no. 12 (1999):1831–34.

Chapter 13　**慈母之心** 致永恒的你

· De Silva, Regis A. "John MacWilliam, Evolutionary Biology, and Sudden Cardiac Death." *Journal of the American College of Cardiology* 14, no. 7 (1989): 1843–49.

Chapter 14　**为了跳动** 试着每天发现快乐

· Dimsdale, Joel E. "Psychological Stress and Cardiovascular Disease." *Journal of the American College of Cardiology* 51, no. 13 (2008): 1237–46.

Acknowledgments

———

致　谢

　　本书的完成得益于许多人的帮助和支持，但最应感谢的，是我行医生涯中曾有幸服务过的每一位病人。基于他们的慷慨宽容，我才得以成为一名真正的医生。

　　我的经纪人托德·舒斯特，同时也是20年的好友与伙伴，是他的信任，才令我鼓起勇气写作。

　　我的编辑亚历克斯·斯塔尔，他是如此睿智，在某天午餐，我们初次谈起这本书的写作时，他便提出了明确的规划建议。"这应该是一本关于心脏的书，而不是心脏科医生的，"他接着提醒我，"读过这本书的人，会与他们自己的心脏靠得更近。"亚历克斯作为编者的敏锐始终贯穿了全书的写作。与他共事是我的荣幸。

　　同时感谢我的同事法勒、施特劳斯，还有吉鲁；多米尼克·李尔，她为出版过程中诸多细节的敲定付出了心血；乔纳森·利平柯特，总设计；尼克·卡里奇，为我设计了网站；英格丽·斯特纳，我的文字编辑；苏珊·戈德法布，我的产品编辑；斯考特·博尔克特、劳里·佛莱博以及我最棒的出版团队：杰夫·瑟罗伊、布莱恩·吉特士、萨丽塔·瓦尔马，还有丹尼尔·德·威莱。

我还要感谢乔纳森·格莱西和埃里克·金斯基，他们给了我第一次写作这本书的机会。

今年是我为《纽约时报》撰稿的第 20 个年头了，我感到十分荣幸。感谢在我写作之路上给予过指导的每一位编辑，需要特别感谢的是杰米·莱尔森，我的封面与封底页编辑，他的聪颖才智，是在我写作生涯中极其罕见的。

我很荣幸与迄今为止不计其数的团队同事合作。在此，我想特别感谢塔玛拉·简茨，我亲密的好朋友；金·哈蒙德、莫林·霍根、特雷西·斯普鲁，还有米奇·卡茨。同时感谢巴里·卡普兰、迈克尔·道林、大卫·巴提奈利，还有劳伦斯·史密斯，他们在我的写作过程中给予了不断的帮助。

我诚挚地感谢以下朋友和助手们：尤金·L. 什叶、安吉拉·戈达德、伊莱亚斯·奥特曼、萨拉·坦乔克、艾比·沃尔夫、丽萨·德本尼迪斯、宋·李，还有保罗·艾利，他们帮助我修正了初稿和调研。两位特别优秀的助手，科迪·艾尔柯金和伊莎贝拉·戈梅斯，他们为原稿付出了巨大的贡献，提出了不计其数有用的建议。

当然，最终对所有内容负责的人是我。如果书里有任何错误，那必然归咎于我，并且只是我一个人。

我深深地感谢家人：我的父亲普莱姆；我亲爱的姐姐苏妮塔；我永远思念的母亲芮姬；还有我的哥哥拉杰，他始终是我事业强有力的支持者。我同时感谢我的妻子索尼娅和她的家人，一直给予我爱和支持。

在我成为父亲之前，母亲曾告诉我，"你永远想象不到你会有多爱他们！"她说的没错。我的儿子莫汉，是我的左臂右膀。亲爱的小皮娅，则是第一个告诉我该写本心脏之书的人。他们是我的生命之光。

最后，我必须向我的妻子索尼娅致以最深挚的谢意。在我们共度的 20 年里，她既是爱人，也是最严厉的批评者，是我生命中无法取代的人。

Praise for Heart

────

媒体评价

　　心脏科医生乔哈尔在揭示奥秘的"双径"——"心脏和存在于我内心的"之间优雅地穿梭……书中讲述的生理学和科学内容简单易懂，尤其是那些勇敢又绝望甚至有些吓人的实验带来的重要进展，比如心肺机……既是医生又是病人的作者缜密、自省，深刻又充满尊重；打开本书的读者亦会感受到悲伤与惊奇。

——《出版者周刊》，星级书评